12 SEMANAS PARA MUDAR UMA VIDA

3ª edição
4ª reimpressão

AUGUSTO

CURY

12 SEMANAS PARA MUDAR UMA VIDA

Muito mais que um livro, um
fascinante programa para desenvolver
a inteligência, enriquecer a emoção
e promover a saúde psíquica.

Academia

Revisão: Tulio Kawata
Diagramação: Globaltec
Capa: Compañía
Imagem de capa: © denphumi

CIP-BRASIL. CATALOGAÇÃO NA FONTE
SINDICATO NACIONAL DOS EDITORES DE LIVROS, RJ

C988d
3. ed.
Cury, Augusto, 1958-
12 semanas para mudar uma vida / Augusto Cury. - 3. ed.
– São Paulo: Planeta, 2015.

ISBN 978-85-422-0551-0

1. Emoções. 2. Inteligência. 3. Conduta. 4. Qualidade de vida.
I. Título.
15-23962 CDD: 152.4
CDU: 159.942

2017

EDITORA PLANETA DO BRASIL LTDA.
Rua Padre João Manuel, 100 – 21º andar
Edifício Horsa II – Cerqueira César
01411-000 – São Paulo – SP
www.planetadelivros.com.br
atendimento@editoraplaneta.com.br

Dedico este livro a

______________________________________.

Há duas maneiras de se fazer uma fogueira:
Com sementes ou com a madeira seca.
A maioria usa a madeira e logo se aquece.
A madeira acaba e o frio retorna.
Neste livro, você usará doze sementes.
Cada semente é uma lei da qualidade de vida.
Elas serão plantadas no solo do seu ser,
Crescerão e se tornarão uma grande floresta.
Nunca mais faltará madeira para se aquecer.
Enfim, você terá a tão sonhada qualidade de vida...

____________________ /_______ /_______

Sumário

Capítulo 4

Capítulo 5

Capítulo 6

Capítulo 7

Capítulo 8

Prefácio

Minha trajetória como pesquisador científico e produtor de conhecimento sobre o fantástico mundo do funcionamento da nossa mente me convenceu de que a nossa espécie, em particular as sociedades modernas, está adoecendo coletivamente. Enumerarei apenas alguns pontos em que fundamento minha preocupação e a necessidade do projeto deste livro:

1 A tristeza e a angústia estão aumentando. A indústria do lazer está se expandindo. Nunca tivemos uma fonte de estímulos para excitar a energia emocional como na atualidade. A indústria da moda, os parques temáticos, os jogos esportivos, a Internet, a televisão, os estilos musicais e a literatura explodiram nas últimas décadas. Esperávamos que nossa geração fosse a que vivesse o mais intenso oásis de prazer e tranquilidade. Nós nos enganamos, jamais fomos tão tristes e inseguros.

2 A solidão está se expandindo. As sociedades estão adensadas. No começo do século XX, éramos pouco mais de um bilhão de pessoas. Hoje, só a China e a Índia têm, cada uma,

mais de um bilhão de habitantes. Por vivermos tão próximos fisicamente, pensamos que a solidão seria estancada. Mas nos enganamos novamente, a solidão nos contaminou. As pessoas estão sós nos elevadores, no ambiente de trabalho, nas ruas, nas praças esportivas. Estão sós no meio da multidão.

3 O diálogo está morrendo. Muitos só sabem falar de si mesmos quando estão diante de um psiquiatra ou psicólogo. Pais e filhos não cruzam suas histórias, raramente trocam experiências de vida. A família moderna está se tornando um grupo de estranhos, todos vivem ilhados em seu próprio mundo.

4 As discriminações chegaram a patamares insuportáveis. Perdemos o sentido de espécie, estamos indo contra o grito de mais de 100 bilhões de células e contra o clamor do fantástico funcionamento da mente que nos acusam de sermos uma única e intrigante espécie. Mas, infelizmente, nos dividimos, discriminamos e excluímos. Não honramos o espetáculo das ideias, nossa capacidade de pensar.

5 Os pensadores estão morrendo. Os estudantes no mundo todo estão se tornando, em sua grande maioria, do ensino fundamental à universidade, uma massa de repetidores de informações e não de pensadores que amam a arte da crítica e da dúvida. Aprendemos a explorar os detalhes dos átomos e as forças que regem o Universo, mas não sabemos explorar o mundo de dentro. Temos informações que nenhuma geração jamais teve, mas não sabemos pensar, transformar a informação em conhecimento e o conhecimento em experiência.

6 A qualidade de vida está se deteriorando. Quanto pior a qualidade da educação, mais importante será o papel da psiquiatria no terceiro milênio. Apesar dos avanços da medicina, da psicologia e da psiquiatria, o normal tem sido ser ansioso e estressado e o anormal tem sido ser tranquilo e relaxado. As ciências da psique têm enfocado o tratamento e não a prevenção. Nada é tão injusto como produzir um ser humano doente para depois tratá-lo, produzir as lágrimas para depois aliviá-las.

Esses seis argumentos não são pessimistas, mas realistas. Muitos se importam com sua própria vida; eu, apesar de ter vários defeitos, tenho aprendido a me apaixonar pela espécie humana e a amar as pessoas. Por isso, me importo com a qualidade de vida delas, mesmo daquelas que não conheço.

A crise das sociedades modernas expressa nesses seis argumentos me tirou o sono muitas vezes. Mas, por acreditar na vida, tive o desejo ardente de produzir um programa que contribuísse para resolvê-la, pelo menos em parte. Um programa que, se aplicado, expandisse o prazer de viver, superasse a solidão, promovesse o diálogo interpessoal, estimulasse a formação de pensadores, enriquecesse a arte de pensar, debelasse o câncer da discriminação e prevenisse a depressão, a síndrome do pânico, os transtornos ansiosos, o estresse, a violência social. Enfim, um programa que promovesse os amplos aspectos da qualidade psíquica e social.

Por isso, durante longos anos, produzi o instituto que dirijo, o PAIQ – Programa da Academia de Inteligência de Qualidade de Vida. Na Apresentação, você verá os fundamentos, a metodologia, os conteúdos e os objetivos desse programa.

Meu desejo é democratizar a ciência e torná-la acessível ao maior número possível de pessoas, para que elas possam ter ferramentas para ser líderes de si mesmas e se tornar grandes investidoras em qualidade de vida.

O que me motiva não é o dinheiro ou a fama, pois tenho mais do que mereço, mas a paixão pela vida. Todos nós que trabalhamos no PAIQ consideramos cada ser humano, independente de sua raça, *status* social, cultura, condição financeira e até de suas falhas, não mais um número na multidão, mas uma joia única no teatro da existência. Este livro não deve ser lido, mas saboreado, desfrutado, assimilado e incorporado.

Há duas maneiras de se fazer uma fogueira: com as sementes ou com a madeira seca. Qual você prefere? A grande maioria opta pela madeira seca, pois é mais fácil e os efeitos são imediatos, logo se aquece. A madeira representa desejos, motivações e intenções de mudar a personalidade que não são acompanhados de ferramentas psicológicas. A madeira rapidamente termina e o frio retorna.

O PAIQ usará as sementes para plantar no coração psíquico dos leitores doze leis da qualidade de vida: a semente de "ser autor da própria história", de "contemplar o belo para expandir o prazer de viver", de "gerenciar os pensamentos", da "arte do diálogo", da "proteção da memória", e muitas outras.

Quando essas fantásticas sementes crescerem, surgirá a mais bela floresta. A consequência? Nunca faltará madeira para se aquecer... Você não será mais o mesmo e nem a sociedade. Faça diferença no mundo. Participe desse sonho.

Dr. Augusto Cury

Canadá, primavera de 2004.

Apresentação

Justificativas para um programa de qualidade de vida

Por sermos uma espécie pensante, temos tendência de cuidar seriamente daquilo que tem mais valor. Cuidamos do motor do carro para não fundir, da casa para não deteriorar, do trabalho para não sermos superados, do dinheiro para não faltar. Alguns se preocupam com suas roupas; outros, com suas joias, e, ainda outros, com sua imagem social.

Mas qual é o nosso maior tesouro? O que deveria ocupar o centro de nossas atenções? O carro, a casa, o trabalho, o dinheiro, as roupas, as viagens? Não! A vida! Sem ela, não temos nada e não somos nada. E sem qualidade de vida, ainda que estejamos vivos, não temos sentido, encanto, saúde e prazer de viver.

Sem qualidade de vida, os ricos se tornam miseráveis; os fortes se tornam frágeis; os famosos vivem uma farsa. Mas será que cuidamos com seriedade da nossa qualidade de vida como cuidamos das outras coisas? Raramente.

Quem é mestre em administrar sua emoção? Muitos governam países, mas são controlados por suas emoções doentes. Quem é especialista em liderar seus pensamentos? Muitos dirigem empresas, mas são algemados pelos seus pensamentos. Sofrem por pequenos problemas e, o que é pior, por coisas que nunca irão acontecer. Quem destila sabedoria nas derrotas e é um perito em pensar antes de reagir?

Até psicólogos e psiquiatras, que são profissionais com a responsabilidade de cuidar da saúde dos outros, têm dificuldade para cuidar da sua qualidade de vida. Muitos exigem demais de si, trabalham excessivamente, não têm tempo para se dedicar àquilo que mais amam. São dedicados com os outros, mas são péssimos para si mesmos.

Olhe para sua experiência de vida. O que você tem feito para ser uma pessoa mais alegre, serena e segura? O que você tem feito para superar sua impaciência, ansiedade, irritabilidade? Seja sincero! Aliás, honestidade consigo mesmo é um dos requisitos deste projeto. Quanto tempo você tem gasto para viver a vida como uma grande e apaixonante aventura? Para alguns, a vida se tornou um mercado de rotina, uma fonte de tédio. Acordam, andam, trabalham, sempre do mesmo jeito.

Alguns jovens só conseguem perceber algo errado em suas vidas quando se tornam adultos frustrados, cujos sonhos foram enterrados nos becos da sua história. Alguns pais só conseguem perceber sua crise familiar depois que suas relações com seus filhos estão esfaceladas. Alguns profissionais só conseguem perceber que perderam o encanto pelo trabalho quando ficam deprimidos no domingo à tarde.

Observe que um barulho no carro nos perturba e nos faz ir ao mecânico, mas muitas vezes nosso corpo grita através da fadiga excessiva, dores musculares, dores de cabeça e outros sintomas psicossomáticos. Ele está nos avisando que estamos estressados e que precisamos tomar atitudes, mas não ouvimos a sua voz. Você ouve a voz do seu corpo? Alguns só ouvem a sua voz quando estão num hospital, enfartados.

Em pesquisa do Instituto Academia de Inteligência, detectamos, na cidade de São Paulo, que é o principal centro financeiro da América Latina, que 82% das pessoas estão com dois ou mais sintomas psíquicos e psicossomáticos. Detectamos que mais de três milhões de pessoas estão com dez ou mais sintomas. Embora não tenhamos amplas pesquisas de campo sobre a qualidade de vida nas grandes cidades, cremos que a situação de Nova Iorque, Tóquio, Toronto, Londres, Paris ou Roma seja semelhante.

Estamos observando que até nas pequenas cidades, onde outrora as pessoas viviam tranquilamente, tinham tempo para se sentar e conversar, a qualidade de vida está se deteriorando rapidamente. No final desta Apresentação, existe uma pesquisa para que você avalie sua qualidade de vida.

Nossa espécie está passando por uma crise sem precedente. Como disse, desenvolvemos uma tecnologia do lazer como nenhuma outra geração, mas não desenvolvemos tecnologia psíquica e educacional para nos transformar, para irrigar nossa emoção com prazer.

Há graves contrastes nas sociedades modernas que estão diante dos nossos olhos e não enxergamos. Protegemos nossas casas com grades nas janelas e com fechaduras nas portas, mas não sabemos como proteger nossa emoção contra as preocupações e dificuldades da vida.

Milhões de pessoas acordam cansadas, não aquietam sua mente, se tornaram máquinas de trabalhar. São vítimas do sistema social, não param de pensar, não viajam para dentro de si mesmas.

Todo esse corpo de argumentos revela a necessidade vital e urgente de um programa de qualidade de vida que tenha profundidade e praticidade, capaz de ser aplicado amplamente nas mais diversas áreas da sociedade.

Procure a sabedoria, pois a vida é muito breve

Vivemos a vida como se ela fosse interminável. Mas ela é muito breve. Entre a meninice e a velhice há um pequeno intervalo de tempo. Olhe para sua história! Os anos que você já viveu não passaram muito rápido?

A vida é tão breve como os raios de sol que surgem sorrateiramente na mais bela manhã e se despedem sutilmente ao anoitecer sem deixar vestígios...

Para as pessoas superficiais, a rapidez da vida as estimula a viverem destrutivamente, sem pensar nas consequências dos seus comportamentos. Para os sábios, a brevidade da vida os convida a valorizá-la como um tesouro de inestimável valor. Que valor tem a sua vida para você mesmo?

Ser sábio não quer dizer ser perfeito, não falhar, não chorar e não ter momentos de fragilidade. *Ser sábio é aprender a usar cada dor como uma oportunidade para aprender lições, cada erro como uma ocasião para corrigir rotas, cada fracasso como uma chance para ter mais coragem.* Nas vitórias, os sábios são amantes da alegria; nas derrotas, são amigos da reflexão.

Que você aprenda a ser um grande sábio! Um sábio que cuida carinhosamente da sua vida como um garimpeiro que descobriu a mais bela pedra preciosa depois de passar a vida toda removendo rochas e cascalhos.

12 semanas para mudar uma vida é um livro que pretende ajudá-lo a cultivar a sabedoria. Ele contém o PAIQ, o Programa da Academia de Inteligência de Qualidade de Vida, um programa educacional, filosófico e psicológico.

No Instituto Academia de Inteligência atuam psiquiatras, psicólogos, médicos, sociólogos, psicopedagogos e outros profissionais e tem a finalidade de pesquisar o funcionamento multifocal da mente, o desenvolvimento da inteligência, o processo de formação da personalidade, o desenvolvimento da qualidade de vida, promover pós-graduação, cursos em universidades, treinamento para psicólogos, educadores, profissionais de recursos humanos.

Objetivos

O PAIQ foi elaborado para ser praticado e assimilado de maneira tão ou mais séria do que cursar uma escola, fazer uma dieta alimentar, um curso de idiomas. O seu conteúdo pode alicerçar seu projeto de vida emocional, intelectual, social, profissional, existencial.

O PAIQ, provavelmente, é um projeto pioneiro. Ele envolve a educação, a psicologia preventiva, a psiquiatria social, a sociologia, a socioterapia. É um projeto que almeja atingir todo e qualquer ser humano, independente de sua cultura, condição social, religião, nacionalidade.

O programa não anula tratamentos médicos e psicoterapêuticos quando esses forem necessários, ao contrário, os complementa. O PAIQ vai ajudá-lo a compreender o funcionamento básico da mente humana.

O PAIQ pode ser introduzido também como nova disciplina na grade curricular das escolas e revolucionar a educação (vide Apêndice).

Serão estudados e discutidos assuntos novos e importantíssimos da psicologia: ser autor da própria história, o resgate da liderança do "eu", gerenciar o pensamento, proteger a memória. Nas doze semanas de execução do programa, você terá ferramentas tanto para conquistar excelência de vida como para enriquecer sua inteligência, sua compreensão da existência.

Fundamentado na teoria da INTELIGÊNCIA MULTIFOCAL

O PAIQ é fundamentado na teoria da INTELIGÊNCIA MULTIFOCAL,* que é uma das poucas teorias mundiais que investiga os quatro grandes processos da psique ou mente humana: 1- A construção de pensamentos; 2- A transformação da energia psíquica; 3- A formação da consciência e dos alicerces do "eu"; 4- Os papéis da memória e a formação da história existencial.

Humildemente, digo que ela é a primeira teoria que aborda que, além da nossa vontade consciente, existem três outros fenômenos no teatro da nossa mente que constroem complexas cadeias de pensamentos. Também é a primeira teoria que aborda: a- O resgate da liderança do "eu"; b- Pensar não é uma opção do *homo sapiens*, mas um processo inevitável; c- Podemos e devemos administrar o mundo das ideias, mas não interrompê-lo; d- O fenômeno da psicoadaptação e a explosão criativa; e- A proteção da memória e a reedição do filme do inconsciente; f- As janelas da memória e os vínculos com a emoção.

A Inteligência Multifocal estuda, como o próprio nome indica, múltiplos focos do funcionamento da mente e do desenvolvimento da personalidade. É uma teoria original, mas abrangente, pois envolve os pontos fundamentais das principais teorias psicológicas da atualidade.

A grande maioria das teorias usou o pensamento pronto para produzir conhecimento sobre a personalidade humana, enquanto a Inteligência Multifocal estuda como se constroem os próprios pensamentos. Por isso, é uma teoria universal. Ela pode ser usada para fundamentar, agregar e abrir janelas de pesquisas para as demais teorias na psicologia, educação, sociologia, psiquiatria.

* Augusto Cury, *Inteligência Multifocal*, São Paulo, Editora Cultrix, 1998.

O desenvolvimento dela ao longo de mais de vinte anos foi uma árdua e bela trajetória de pesquisa. Foram milhares de páginas escritas para entender novas e complexas áreas da psique ou alma humana. Inteligência Multifocal é uma teoria que tem sido estudada por vários cientistas em diversos países e está sendo incluída na grade curricular de múltiplos cursos de universidades. Investigar os segredos da nossa inteligência me ajudou a perceber a minha pequenez diante dos mistérios que se escondem dentro de cada ser humano.

Qual a natureza dos pensamentos? Como construímos as cadeias de ideias? Como desenvolvemos a consciência de que somos um ser único no teatro da vida? Como as emoções se transformam em frações de segundos? Quais os vínculos entre os pensamentos e as emoções? Como se organiza e é utilizada a história existencial nos bastidores da memória?

A ciência estudou pouco essas intrigantes áreas. Estudou muito o mundo exterior, mas pouco o mundo que somos. Mesmo importantes pensadores da psicologia entraram pouco nessa seara do conhecimento.

Agora, através da teoria da Inteligência Multifocal, algumas importantes perguntas foram respondidas, embora muitas outras ainda estejam sem respostas. Creio que nunca conseguiremos explorar plenamente o funcionamento da nossa mente. O pensamento que pensa o mundo tem dificuldade de pensar a si mesmo...

A teoria da Inteligência Multifocal demonstra que cada ser humano é um mundo a ser explorado e merece toda dignidade e respeito. Não há diferenças no funcionamento da mente de um cientista e de uma criança especial. Por isso, gostaria que cada participante do PAIQ não se colocasse acima dos outros, por mais que o decepcionem, nem abaixo dos outros, por mais que tenham destaque social.

As discriminações, tão comuns nas sociedades modernas, são desinteligentes e desumanas. A dor da rejeição ou da autorrejeição é uma das mais destrutivas da existência.

Alguns acham que, por possuírem milhões de dólares num banco, são mais ricos do que os outros. Outros, porque possuem títulos acadêmicos e defendem teses de doutorado, sentem-se intelectuais. Gostamos de nos classificar e de nos colocar acima dos outros, mas, nos bastidores da nossa mente, no secreto do nosso ser, somos idênticos.

A teoria da Inteligência Multifocal demonstra que, quando um ser humano entra na sua memória e resgata, em milésimos de segundos, uma informação, entre bilhões de opções, e constrói uma cadeia de pensamento, ele realiza o maior espetáculo da existência: a arte de pensar. Esse processo é realizado rapidamente, no escuro da nossa mente, e com extremo acerto. Eu não creio que no Universo haja mais mistérios do que dentro da mente de um ser humano quando ele confecciona um simples pensamento.

Entender, pelo menos em parte, esse processo me fez ficar encantado com a vida humana, seja como ser humano, seja como pesquisador, psiquiatra e psicoterapeuta. Detecto, diariamente, as misérias psíquicas, mas não consigo desanimar da vida nem perder a esperança no ser humano.

Apesar da complexidade dessa teoria, ela foi traduzida aqui de modo simples para que qualquer pessoa possa ter acesso às suas ferramentas. Um recado aos que já são meus estimados leitores. Embora *12 semanas para mudar uma vida* tenha muitos assuntos novos, o objetivo deste livro não é trazer material novo, mas trabalhar o material existente para compor um programa de qualidade de vida: o PAIQ.

Todas as leis físicas e jurídicas são simples, mas têm grandes implicações. Do mesmo modo, as leis da psicologia que aqui tratarei serão trabalhadas com simplicidade para que possuam ampla aplicabilidade. Não espere assimilar todas as informações.

O importante é que, dentro da sua capacidade, você transforme as informações que assimilou em conhecimento e o conhecimento, em experiência. Desse modo, elas tecerão seu próprio ser, constituirão sua personalidade.

Desejamos que este programa saia das páginas de papel e entre nas páginas da sua vida.

Usando o MESTRE DOS MESTRES DA QUALIDADE DE VIDA como referencial

Todo projeto precisa de um modelo. Antes de ser construído, um edifício precisa ser desenhado, arquitetado, e, se possível, retratado numa maquete. Esse processo ocorre com qualquer tipo de produto bem elaborado. O modelo determina o controle de qualidade.

No mundo psicológico, embora ele seja flexível e livre, também precisamos de modelos. Sempre teremos características próprias, mas precisamos de modelos para espelhar o processo de formação da nossa personalidade. Nossos pais, professores e pessoas que admiramos tornaram-se uma fonte de estímulos que foi registrada nos solos da nossa memória através da atuação inconsciente de um fenômeno chamado RAM (registro automático da memória). Desse modo, eles influenciaram nosso desenvolvimento psíquico.

Se conseguíssemos sobreviver completamente sem nossos educadores, se não tivéssemos nenhum modelo existencial, retrocederíamos milhares de anos. Seríamos como os homens das cavernas, com uma linguagem pobre, sem escrita, sem cultura, enfim, com reações próximas às de um animal.

Diariamente, o fenômeno RAM "fotografa" a sabedoria e a agressividade, a alegria e o humor triste, a coragem e a timidez das pessoas ao nosso redor. Mesmo quando elas não nos dizem nada diretamente, estamos arquivando seus comportamentos no centro da memória, que chamo de MUC (memória de uso contínuo). Assim, suas experiências geram nossas interpretações, que são desenhadas em nosso inconsciente, influenciando a formação de nossa personalidade.

Vocês já repararam que, às vezes, reproduzimos as características de nossos pais que mais rejeitamos? Elas nos feriram, discordávamos delas, mas as repetimos, ainda que com variações. Por quê?

Porque elas foram arquivadas inconscientemente ao longo dos anos, teceram o mundo que somos. Felizes dos filhos que têm pais tranquilos e serenos em quem se espelhar! Felizes dos alunos que têm professores sábios e criativos em quem se espelhar! Mas não existem pais e professores perfeitos.

Mesmo os educadores que mais amam cometem falhas importantes. Quem educa ama e quem ama erra. Por isso, apesar dos enormes aprendizados promovidos pelos nossos modelos, todos fomos afetados em alguma área por eles.

O grande consolo é que pior do que um modelo com falhas é a ausência de modelo. Infelizmente, isso está ocorrendo frequentemente na modernidade. Muitos jovens estão crescendo órfãos de pais vivos. Os pais e os professores, às vezes, são pessoas excelentes, mas, como estudaremos, os jovens, pelo fato de possuírem a síndrome do pensamento acelerado (SPA), são tão ansiosos que não se concentram em seus modelos, não os admiram, não os "fotografam".

Eles aprendem informações lógicas, regras da língua, regras sociais, enfim, experiências objetivas, mas não experiências que precisam de milhares de imagens mentais para serem elaboradas, tais como a capacidade de se colocar no lugar dos outros, a tolerância, a serenidade, a sabedoria. Essa é uma das mais importantes causas da falência da educação nas sociedades modernas. Embora haja exceções, o egoísmo, o individualismo, a ansiedade e o consumismo fazem parte da juventude mundial.

A vida é um eterno aprendizado. Sempre precisamos aprender com os outros, observar pessoas com ricas histórias para escrevermos nossa própria história.

Como a necessidade de modelo é fundamental, usarei no PAIQ o modelo de uma pessoa que foi o *Mestre dos mestres da qualidade de vida*. Ele viveu na plenitude todos os princípios psicológicos mais excelentes da psicologia.

Viveu o topo da saúde intelectual, emocional e social num ambiente em que tinha todos os motivos para ser uma pessoa deprimida e ansiosa. Viveu o ápice da tolerância, da solidariedade e da paciência, numa situação em que só era possível de se esperar que ele desenvolvesse uma personalidade irritada, intolerante, impulsiva.

Ele é o personagem mais famoso da história da humanidade, mas, provavelmente, o menos conhecido nas áreas psicológicas. Ninguém foi alvo de tantos livros e filmes como ele, mas o funcionamento da sua mente ficou quase intocado.

Pouquíssimo se conheceu sobre como ele governava sua emoção, liderava seus pensamentos, atuava no teatro da sua psique, formava pensadores e brilhava na sua inteligência em situações em que só era possível ser escravo do medo e da ansiedade. Seu nome era Jesus Cristo.

Estudaremos o homem Jesus e não o filho de Deus. Estudaremos não seus milagres, mas sua admirável arte de pensar. Não entraremos no campo da fé, mas da psicologia. Quando a fé entra, a ciência se cala. Portanto, não falaremos de religião. A meta do PAIQ é atingir todos os povos, ser útil a instituições sociais, acadêmicas e a todas as religiões, incluindo o Budismo, o Islamismo, e todas as demais religiões não-cristãs.

Estudaremos o homem que teve taquicardia antes de ser preso, que chorou, foi rejeitado e suportou as mais dramáticas feridas físicas e psíquicas. Analisaremos o homem que viveu as funções mais importantes da inteligência, que sabia pensar antes de reagir, expor e não impor suas idéias, que fez da arte de amar uma fonte de saúde psíquica e que apostou cada minuto da sua vida no ser humano.

Investigaremos não apenas como ele viveu as leis da qualidade de vida, mas como as transmitiu a seus discípulos, que eram incultos, ansiosos, impacientes, sem qualidade de vida, e os transformou na casta mais excelente de pensadores saudáveis e criativos.

Deixe-me dar mais algumas explicações sobre o motivo de usar Jesus como o Mestre dos mestres da qualidade de vida.

A excelente inteligência do Mestre dos mestres

Após terminar os pressupostos básicos da teoria da Inteligência Multifocal, comecei a estudar a personalidade de grandes homens da história, como Moisés, Buda, Maomé, Confúcio, Sócrates, Platão, Freud, Einstein. Também comecei a estudar a personalidade de Jesus descrita nos quatro evangelhos, que podem ser considerados como quatro aspectos da sua biografia.

Usei várias versões e estudei criticamente seus pensamentos e reações. Como pesquisador científico, fui um ateu cético e desconfiado. Queria verificar se ele não era fruto imaginário dos autores de suas biografias, um modelo de herói que nunca existiu. Ousada ou não, foi essa a minha intenção.

O resultado dessa pesquisa psicológica e não religiosa foi fascinante. Fiquei profundamente encantado com sua personalidade. Suas reações fogem aos limites da nossa imaginação, chocam a psicologia e abalam os alicerces da psiquiatria. Convenci-me, não pela paleografia ou arqueologia, mas pela psicologia, de que nenhum autor poderia construir um personagem com as suas características. Jesus não cabe no imaginário humano. Ele foi real: andou, respirou e viveu nesta terra.

A partir dessa pesquisa, escrevi uma coleção de cinco livros chamada Análise Da Inteligência de Cristo (*O Mestre dos mestres, O Mestre da sensibilidade, O Mestre da vida, O Mestre do amor, O Mestre inesquecível*). Essa coleção, incomum na literatura, conquistou centenas de milhares de leitores em muitos países. Não pela grandeza do autor, mas pela grandeza do personagem que descrevo.

Eles começaram a ser lidos e adotados nos meios acadêmicos, usados por médicos, psicólogos, psiquiatras. Usados na área de recursos humanos e na educação. Começaram a ser lidos por todas as religiões cristãs, bem como pelo Islamismo, Budismo e outras não-cristãs.

No final da coleção, escrevi que fiquei tão surpreendido com seus comportamentos que comentei que cria que se Marx, Freud ou Sartre tivessem a oportunidade de analisar a personalidade de Jesus sem preconceitos, como eu a analisei, eles não estariam entre os mais ardentes ateus, mas entre seus mais apaixonados seguidores, ainda que nunca seguissem uma religião.

Os comportamentos de Jesus realizam os sonhos dos filósofos, dos intelectuais, dos humanistas. A ciência, provavelmente, nunca havia estudado a personalidade do

Mestre dos mestres. Agora, entretanto, apesar das minhas inegáveis limitações, talvez pela primeira vez, ela foi estudada ponto por ponto, detalhe por detalhe.

Diariamente, recebo mensagens de pessoas que deram um salto em sua vida emocional e intelectual ao estudar a inteligência dele. Por isso, neste programa, ao comentar as leis da psicologia para promover a qualidade de vida, nada melhor do que usar como referencial alguém que chorou, amou, foi rejeitado, passou privações, enfim, viveu situações altamente estressantes e conseguiu, ao mesmo tempo, atingir os patamares mais altos da qualidade de vida.

Nestes tempos, em que cada vez mais somos um número na sociedade, estudar a personalidade do Mestre do amor pode irrigar nossas vidas com aventura e paixão. Jamais se viu alguém tão feliz e motivado. Fazia de cada momento um *show* existencial, de cada dia uma festa. Sempre refazia sua agenda e rompia a rotina. Era um grande líder de si mesmo, antes de ser líder do mundo de fora.

Infelizmente, só agora ele saiu da esfera teológica e está entrando nos currículos acadêmicos. O PAIQ é uma tentativa de corrigir esse grave erro da ciência, que nunca o estudou adequadamente e nunca o incorporou como modelo na educação, psicologia e no desenvolvimento dos recursos humanos.

O Mestre dos mestres foi o maior pedagogo, psicoterapeuta, socioterapeuta, empreendedor e motivador de pessoas da história. Mais de dois bilhões de pessoas o seguem. Maomé foi um dos seus maiores divulgadores, citando-o em muitas passagens do Alcorão, mas muitos não sabem disso. O Budismo, que o precede, foi influenciado posteriormente por suas ideias. Grandes filósofos, como Spinosa, Kierkegaard, Kant, Hegel, Erich Fromm, foram influenciados por ele.

Muitos sabem que ele revolucionou a história, mas não sabem que ele revolucionou a qualidade de vida. Por isso, cada capítulo do PAIQ se constitui de duas partes. Na primeira, veremos a lei psicológica da qualidade de vida. Na segunda, estudaremos como o Mestre dos mestres a viveu, que ferramentas ele usou para ter saúde emocional, intelectual, social.

Nosso desejo é que este projeto, embora sério e capaz de revelar nossas misérias psíquicas, seja uma aventura apaixonante...

Conteúdo do PAIQ

O PAIQ é constituído de doze capítulos contendo doze leis da qualidade de vida. Essas leis da qualidade de vida são universais. Podem ser aplicadas por qualquer povo, cultura, nação, crença, camada social. As pessoas que desenvolveram os melhores patamares da qualidade de vida ao longo história da humanidade praticaram-nas, ainda que sem consciência, intuitivamente.

1 - Ser Autor da Sua História.
2 - Contemplar o Belo.
3 - Libertar a Criatividade: Superar a rotina.
4 - Ter um Sono Restaurador.
5 - Gerenciar os Pensamentos.
6 - Administrar a Emoção.
7 - Trabalhar os Papéis da Memória: Reeditar o Filme do Inconsciente.
8 - A Arte de Ouvir e Dialogar.
9 - A Arte do Autodiálogo: A Mesa-Redonda do "Eu".
10 - Ser Empreendedor: Trabalhar Perdas e Frustrações.
11 - Inteligência Espiritual: Superando Conflitos Existenciais.
12 - Fazer da Vida Uma Festa: A Arte do Prazer de Viver.

Este livro poderá ser lido em alguns dias, como qualquer outro livro, mas seu objetivo fundamental não é uma leitura, ainda que possa ser agradável. A meta principal é que o programa nele contido seja executado em doze semanas.

Em cada semana será vivenciada uma lei da qualidade de vida, um capítulo. Cremos que assim as pessoas poderão assimilar e incorporar melhor cada lei, reeditar o filme do inconsciente, resgatar a liderança do "eu", ser empreendedoras, enriquecer seu prazer de viver, expandir sua arte de pensar, tornar-se saudável emocionalmente.

Este livro não é de autoajuda, mas de divulgação científica. Por divulgar ciência, você compreenderá o funcionamento básico da mente humana e terá ferramentas psicológicas. Não se iluda, não é fácil transformar a personalidade. É necessário treinamento, exercício intelectual e emocional.

Quando encontrar uma lei que aparentemente é simples de entender, não pense que, por ser simples, ela será fácil de ser trabalhada. Por exemplo, aprender a ouvir é uma lei da qualidade de vida. Embora de fácil compreensão, raramente as pessoas sabem ouvir. Há pessoas que dão palestras sobre a necessidade de interagir e de trabalhar em equipe, mas na prática são péssimas ouvintes, pois controlam, dominam e bloqueiam a inteligência dos outros.

A emoção não aceita atos heroicos. Se você disser que de hoje em diante ouvirá mais as pessoas que ama, provavelmente sua intenção heroica se dissipará como água no calor dos problemas. Até um psicopata tem, em alguns momentos, intenção de mudar sua vida, mas falha.

Quantas tentativas já fizemos para mudar certas características de nossa personalidade que nunca surtiram resultado? Nossas intenções não têm raízes, não geram mudanças profundas, porque, como estudaremos, as matrizes da nossa memória contêm arquivos ou janelas doentias, que estimulam a formação de reações impensadas e espontâneas.

Mudar a nossa personalidade significa reeditar o filme do inconsciente, ter habilidade para gerenciar os pensamentos, administrar a emoção e atuar no mais fantástico e complexo mercado, o mercado da memória. Reitero, é necessário aprendizado e treinamento.

Podemos fugir do mundo, mas não de nós mesmos. Para escrever nossa história precisamos conhecer nosso próprio ser. Muitos levam para seus túmulos seus problemas e conflitos porque não sabem entrar dentro de si mesmos com serenidade e reescrever a sua história.

Seja um coordenador de grupo do PAIQ

O leitor poderá usar este livro de três formas: 1- Poderá lê--lo como um livro normal, objetivando expandir sua inteligência, cultura, sabedoria; 2- Poderá praticá-lo individualmente como um programa, vivendo e incorporando cada lei da qualidade de vida em sua personalidade; 3- Poderá praticá-lo em grupo.

A execução em grupo é o objetivo principal do livro. Ela é mais rica, completa, permite a interação social, a troca de experiências e gera um caldeirão de emoções e ideias que melhorarão a assimilação e a prática dessas leis. O desempenho em grupo, além de todos os ganhos descritos, permitirá a construção de uma rede de relações inesquecíveis. Irrigará a saúde psíquica e social.

Cada grupo terá um coordenador ou facilitador. Nosso sonho é que milhares de leitores se tornem coordenadores de grupos. Cada coordenador deve formar seus grupos de, no máximo, 15 pessoas, através de convites aos parentes, amigos, colegas de trabalho e vizinhos para participar do programa.

O PAIQ pode ser realizado na sala da casa do coordenador, nas escolas de ensino fundamental e médio, nas universidades, nas empresas, nas instituições religiosas ou em qualquer outra instituição.

Você pode estar pensando que apenas psicólogos, médicos, educadores e outros profissionais afins poderão ser coordenadores de grupo. Não, embora os coordenadores dessas áreas possam dar importantes contribuições sociais! Não é necessário nem mesmo ter curso superior. O perfil do coordenador é ser uma pessoa afetiva, sociável, que almeja ajudar as pessoas e a sua sociedade. A característica básica é amar a vida.

Ser coordenador de grupo do programa da Academia de Inteligência de qualidade de vida é muito simples. Por quê? Porque o PAIQ foi elaborado para que sua força não esteja na habilidade e eloquência do coordenador, mas no conteúdo do programa e na troca de experiências do grupo.

Durante a execução do PAIQ, o coordenador deve estimular a formação de outros coordenadores. Assim, após as doze semanas, outros coordenadores surgirão e formarão seus respectivos grupos nos ambientes em que atuam.

Almejamos que milhares de grupos sejam formados em vários países num processo contínuo e ininterrupto. Cada grupo gerando novos grupos.

Sem fins lucrativos: participação de grupos

A execução do PAIQ não tem fins lucrativos nem controle comercial. Não existe mensalidade. O Instituto Academia de Inteligência objetiva difundir qualidade de vida acessível a todas as pessoas, de todas as culturas e instituições. É a democratização da ciência, das ferramentas psicológicas.

O material necessário para a execução deste programa será este livro.

O PAIQ foi elaborado para que os coordenadores possam aplicá-lo sem a necessidade de prévio treinamento e tampouco requer uma formação especial, já que a operacionalização do projeto está claramente exposta neste livro. O lema é: fazer para aprender a fazer melhor.

Gostaríamos que os coordenadores dessem seu tempo gratuitamente para o projeto, excetuando-se os profissionais das áreas da saúde ou recursos humanos que fizerem uso desse programa como um instrumento de seu trabalho. Existem coisas que não dão lucro para o bolso, mas para o coração. Os coordenadores terão o lucro emocional que dinheiro nenhum no mundo poderá pagar.

As empresas e instituições privadas que quiserem contratar psicólogos ou outros profissionais para implantar o PAIQ podem fazê-lo. Após a sua implantação, o programa deve andar sozinho através da atuação de novos coordenadores sem que nada seja cobrado dos participantes.

Após o término do livro, existe um apêndice que recomendamos que todos os que vão aplicar o projeto em grupo leiam. Nele existem importantes informações sobre como se processarão as reuniões, o tempo de duração, a dinâmica de grupo, treinamentos.

Esperamos que os grupos se espalhem pelo tecido da sociedade.

Analise seu padrão de qualidade de vida

A definição de qualidade de vida é abrangente e inclui saúde psíquica, relações sociais, educação, alimentação, moradia, ambiente de trabalho, espaço físico. A fome física e a falta de moradia são injustas e inumanas, mas há uma miséria psíquica e um desconforto emocional intenso não detectados pelos índices de pesquisas.

No PAIQ, nós focaremos as áreas psíquica, social, educacional e existencial. Portanto, para este programa, qualidade de vida é ter condições adequadas para ser autor da própria história, ser capaz de contemplar o belo, ter prazer de viver, ter um sono reparador, ser líder de si mesmo, romper o cárcere da emoção, ser empreendedor, construir relações sociais saudáveis.

Gostaríamos que você respondesse ao questionário a seguir para fazer, pelo menos parcialmente, uma avaliação da sua qualidade de vida. Quando terminar as doze semanas do programa, você poderá voltar a esta pesquisa, responder-lhe novamente e, assim, conferir quais características doentias você melhorou ou superou.

Sintomas psíquicos

- [ ] Cansaço exagerado
- [ ] Pensamento acelerado
- [ ] Insônia
- [ ] Excesso de sono
- [ ] Esquecimento
- [ ] Desmotivação, desânimo
- [ ] Diminuição do prazer sexual
- [ ] Baixa autoestima
- [ ] Medo
- [ ] Perda do prazer de viver
- [ ] Tristeza ou humor deprimido
- [ ] Falta de concentração
- [ ] Sofrimento por antecipação
- [ ] Angústia (ansiedade + aperto no peito)
- [ ] Agressividade
- [ ] Sentimento de culpa intenso
- [ ] Solidão
- [ ] Idéia de desistir da vida

Sintomas psicossomáticos

- [ ] Dor de cabeça
- [ ] Falta de ar
- [ ] Tontura
- [ ] Taquicardia
- [ ] Nó na garganta
- [ ] Aperto no peito
- [ ] Dores musculares
- [ ] Prurido (coceira)
- [ ] Gastrite
- [ ] Hipertensão quando está tenso
- [ ] Diarreia quando está tenso
- [ ] Aumento do apetite
- [ ] Diminuição do apetite
- [ ] Excesso de suor
- [ ] Choro ou vontade de chorar
- [ ] Mãos frias e úmidas
- [ ] Queda de cabelo
- [ ] Nenhum

Os sintomas psíquicos têm um sistema de relação uns com os outros. Por exemplo: quem tem insônia, geralmente, tem uma série de outros sintomas, tais como fadiga excessiva, irritabilidade, esquecimento.

Classificação da qualidade de vida

Sem sintomas:	Qualidade de vida excelente
1 - 2 sintomas:	Qualidade de vida boa
3 - 4 sintomas:	Qualidade de vida regular
5 - 9 sintomas:	Qualidade de vida ruim
Dez ou mais sintomas:	Qualidade de vida péssima

Essa classificação feita pela Academia de Inteligência não é rígida, mas flexível. Em psicologia, nada é rígido e nada é irreversível. Se você tem uma qualidade de vida excelente ou boa, faça o PAIQ para preservá-la e para ajudar os outros. Se você tem uma qualidade de vida regular, ruim ou péssima, faça o PAIQ para enriquecê-la...

Dez princípios filosóficos do PAIQ

O PAIQ tem dez princípios que constituem sua filosofia, sua natureza e razão de ser. Esses dez princípios alicerçam as 12 leis da qualidade de vida que estudaremos e todas as metas que aqui encontraremos.

Seria bom que todos lessem e relessem esses princípios ao longo das 12 semanas.

1 - Cada ser humano é uma joia única no palco da existência, uma obra-prima do Autor da vida.
2 - Ninguém pode decidir mudar a sua história, só você mesmo.
3 - Um ser humano saudável forma pessoas saudáveis. Um líder forma outros líderes.
4 - A solidariedade e a tolerância são os fundamentos das relações sociais.

5 - O amor é o fundamento da vida: quem ama nunca envelhece no território da emoção.
6 - As perdas e os sofrimentos são oportunidades para nos construir e não nos destruir.
7 - Os fortes compreendem, os frágeis condenam. Os fortes reconhecem suas falhas, os frágeis escondem-nas.
8 - Saber ouvir é tão ou mais importante que saber falar.
9 - Quando discriminamos alguém, nós o diminuímos; quando supervalorizamos alguém, nós nos diminuímos.
10 - Quanto pior a qualidade da educação mais importante será o papel da psiquiatria. A educação é o alicerce da qualidade de vida.

Desejamos que cada um dos participantes viaje cada vez mais para dentro do seu próprio ser, se conheça mais, se ame mais e se doe para os outros. Almejamos que, através do PAIQ, possamos construir um oásis de qualidade de vida no deserto social... Talvez você ande em terrenos nunca antes pisados. Você é a razão de ser deste projeto.

Augusto Cury

Instituto Academia de Inteligência

Capítulo 1

SER AUTOR DA SUA HISTÓRIA: O RESGATE DA LIDERANÇA DO “EU”

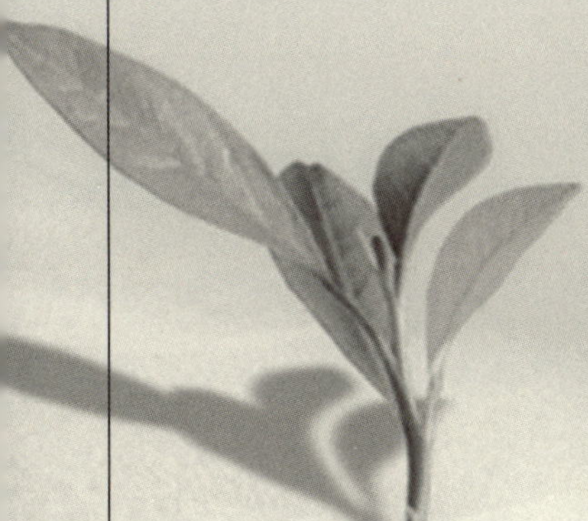

1ª
Lei da qualidade de vida

Primeira semana do PAIQ

Ser Autor da sua História é ser:

1 Capaz de reconhecer a grandeza da vida e da história fascinante que cada ser humano possui inscrita em sua memória.

2 Capaz de construir e seguir metas claras. Não ter uma vida sem direção.

3 Capaz de fazer escolhas para atingir suas metas. Ter consciência de que toda escolha implica perdas e não apenas ganhos.

4 Capaz de tomar decisões e corrigir rotas sociais, profissionais e afetivas.

5 Capaz de reconhecer seus limites, falhas, atitudes incoerentes. Reconhecer suas doenças psíquicas. Ter consciência de que o pior doente é aquele que nega a sua doença.

6 Capaz de não desistir da vida, mesmo diante das perdas, dificuldades, decepções. Acreditar sempre na vida.

7 Capaz de ser transparente. Não se esconder atrás do sorriso maquiado, posição social, conta bancária.

8 Capaz de ter domínio próprio. Não ser controlado pelo ambiente, circunstâncias e conflitos internos.

9 Capaz de liderar a si mesmo, antes de liderar o mundo de fora.

10 Capaz de treinar sua inteligência para viver todas as leis da qualidade de vida deste programa. Quem vive essas leis conquista todas as demais características.

A vida: grandiosa, belíssima e indefinível

2 O PAIQ é um projeto que clama no coração do leitor para mostrar que cada ser humano possui uma rica história que contém lágrimas, alegrias, falhas, coragem, timidez, ousadia, insegurança, sonhos, sucessos, frustrações. Chora, sente-se frágil, sofre solidão ou tem uma reação ansiosa. Você é um ser humano complexo.

3 A última fronteira da ciência é desvendar a natureza da energia psíquica e os segredos da nossa inteligência. Você admira o mundo das emoções construído no âmago da sua psique ou alma?

4 Nossa espécie tem o privilégio de ser uma espécie pensante entre milhões de espécies na natureza, mas, infelizmente, ela nunca honrou adequadamente a arte de pensar. As discriminações que

sempre mancharam nossa história são um testemunho evidente de que não honramos essa fascinante arte.

5 Infelizmente, pela falta de compreensão do espetáculo da vida e dos segredos que nos tecem como seres que pensam, sempre nos dividimos. A paranoia de querer estar um acima do outro e as guerras ideológicas, comerciais e físicas são reflexos de uma espécie doente e dividida.

6 Não percebemos que, no teatro da nossa mente, somos todos iguais. Não somos judeus, árabes, americanos, brasileiros, chineses. Somos seres humanos, pertencentes a uma única e fascinante espécie.

7 Temos diferenças culturais, mas os fenômenos que constroem cadeias de pensamentos e transformam a energia emocional são exatamente os mesmos em cada ser humano. Por isso, toda discriminação é desinteligente e desumana.

Todos somos artistas no teatro da vida

8 Talvez você nunca tenha ouvido falar sobre isso, mas se apaixonar pela vida e pela espécie humana são condições fundamentais para se ter alta qualidade de vida e sabedoria.

9 Por favor, lembre-se sempre disto: 1- a vida que pulsa dentro de nós, independente de nossos erros, acertos, *status* e cultura é uma joia única no teatro da existência; 2- cada ser humano é um mundo a ser explorado, uma história a ser compreendida, um solo a ser cultivado.

10 É uma atitude irracional valorizarmos alguns artistas de Hollywood, políticos e intelectuais e não valorizarmos na mesma estatura nossa indecifrável capacidade de pensar. Afinal de contas, todos somos grandes artistas no anfiteatro da nossa mente.

11 Que espécie é essa em que alguns são supervalorizados e a maioria é relegada ao rol dos anônimos? Isso é uma mutilação da inteligência. Muitos podem não ter fama e *status* social, mas para a ciência todos somos igualmente complexos e dignos.

12 A rainha da Inglaterra nunca teve mais valor nem mais complexidade intelectual do que um miserável das ruas de Londres. Einstein e Freud não tiveram mais segredos psíquicos do que um faminto do terceiro mundo. Essa é uma verdade científica.

13 Quando você lê sua memória em milésimos de segundos e escolhe, sem saber como, as informações em meio a bilhões de opções em seu inconsciente para construir uma única ideia, você está sendo um grande artista. Você crê nisso?

14 Supervalorizar uma minoria de intelectuais, artistas, políticos, empresários pode ser tão traumático quanto discriminar. Respeitar e tomar algumas pessoas como modelo é saudável, mas supervalorizá-las bloqueia nossa inteligência e capacidade de decidir. Hitler foi supervalorizado. As consequências foram trágicas.

15 A primeira grande lei da qualidade de vida do programa PAIQ é: ser autor da sua história. Para ser autor da sua história, é necessário primeiramente enxergar a grandeza da vida e nunca se diminuir, se inferiorizar ou ter pena de si mesmo.

16 Em segundo lugar, deve ter consciência de que na essência psíquica somos iguais e nas diferenças nos respeitamos. Em terceiro lugar, deve aprender a resgatar a liderança do "eu" para ser líder de si mesmo. Vejamos:

O resgate da liderança do "eu"

17 Muitos confundem o significado do "eu". Mesmo nas teorias psicológicas, há uma carência de definição adequada. De acordo com a teoria da Inteligência Multifocal, o "eu"

representa a nossa consciência crítica, nossa vontade consciente e capacidade de decidir. O "eu" é a nossa identidade.

18 O "eu" não são meros pensamentos ou emoções. O "eu" é a nossa capacidade de analisar as situações, duvidar, criticar, fazer escolhas, exercer o livre-arbítrio, corrigir rotas, estabelecer metas, administrar as emoções e governar os pensamentos.

19 Estudaremos, em outros capítulos, que é possível produzir pensamentos e emoções sem a autorização do "eu". Esse fenômeno que ocorre com frequência é um dos mais complexos da mente humana. Quantas vezes pensamos o que não queremos e sentimos o que não queremos? Você tem pensamentos que roubam sua tranquilidade?

20 Um "eu" doente, sem estrutura e maturidade é indeciso, inseguro, instável, impulsivo, ansioso, escravo dos pensamentos e das emoções destrutivas. Mesmo intelectuais, executivos e líderes sociais podem ter um "eu" doente ou imaturo.

21 Eles podem ser ótimos para tratar de problemas externos, mas não para resolver problemas internos. Quando são contrariados, criticados ou atravessam perdas, têm reações agressivas ou sofrem excessivamente.

22 Nossa história, arquivada na nossa memória, é a caixa de segredos da nossa personalidade. Ninguém é autor sozinho da sua história. Somos construídos e construtores da nossa personalidade.

23 Somos construídos pela carga genética e pelo ambiente educacional e social, representados pelos nossos pais, professores, amigos, colegas, escola, televisão, esporte, música, uso da Internet. Somos construtores da nossa personalidade através da liderança do "eu".

24 A cada ano, milhões de pensamentos e emoções são registrados na memória tecendo complexas redes de matrizes. Pouco a pouco, essas matrizes preparam a formação do "eu".

25 Quando uma criança começa a pedir, por exemplo, água à sua mãe, o seu "eu" começa a dar grandes saltos, pois ela constrói uma cadeia de pensamentos que expressa, ainda que parcialmente, a consciência da sede, do outro e de que sua necessidade será atendida.

26 A produção de um pequeno pensamento como esse parece muito simples, mas representa um fenômeno tão complexo que milhões de computadores interligados jamais conseguirão realizar. Os computadores nunca terão a consciência da existência, estarão sempre mortos para si mesmos.

27 Na adolescência, o "eu" deveria estar razoavelmente alicerçado. Na vida adulta, ele deveria estar estruturado a tal ponto que deveria assumir plenamente a capacidade de liderança do próprio ser.

28 O grande problema é que a maioria das pessoas não desenvolve um "eu" crítico, lúcido, coerente, capaz de tomar decisões certas na hora certa. Assim, ele nunca se torna autor da própria história.

Afinal de contas, o que é ser autor da própria história?

29 Se considerarmos a mente humana como um grande teatro, é possível afirmar que, devido à fragilidade do "eu" para atuar dentro de si, a maioria das pessoas fica na plateia assistindo passivamente a seus conflitos e misérias psíquicas encenados no palco. Precisamos sair da plateia, entrar no palco dos nossos pensamentos e emoções e dirigir a nossa história.

30 As teorias psicológicas que dizem não ser possível mudar a personalidade do adulto estão cientificamente erradas nessa área. É mais fácil mudar a personalidade das crianças porque as matrizes da sua memória estão abertas, mas o adulto também pode sofrer transformações substanciais.

31 Cada vez que você pensa e registra esse pensamento, sofreu uma pequena (micro) mudança. Pensar é transformar-se. O problema é que podemos mudar para pior. Devido ao volume de ideias perturbadoras, muitas pessoas deixam, pouco a pouco, de ser alegres, livres, motivadas, singelas, ousadas. Em qualquer época da vida, podemos adoecer se não trabalharmos nossas perdas, decepções, crises.

32 O que você faria se a relação com as pessoas que você ama estivesse em crise, se o encanto pela vida estivesse se dissipando e o prazer pelo seu trabalho estivesse se esgotando? Lutaria para reconquistar o que mais ama? Ficaria paralisado na plateia pelo medo e dificuldades ou entraria no palco e resolveria ser autor da sua história? Eu espero que você entre no palco, pois ninguém pode dirigir por você a peça da sua vida!

33 O projeto PAIQ não é dirigido para heróis nem para pessoas perfeitas, pois eles só existem nos filmes e na literatura. Ele é dirigido para pessoas que analisam sua história e têm consciência de que precisam ser mais tranquilas, pacientes, tolerantes, menos ansiosas e estressadas.

34 Apesar de o funcionamento da mente humana ser de indescritível beleza, a personalidade adquire conflitos com facilidade: complexo de inferioridade, timidez, fobias (medos), depressão, obsessão, síndrome do pânico, doenças psicossomáticas, rigidez, perfeccionismo, insegurança, impulsividade, preocupação excessiva com o futuro e com a imagem social.

35 Alguns são controlados pelos seus traumas do passado; outros, pelas decepções do presente. Uns resolvem com facilidade suas dificuldades, outros perpetuam suas doenças psíquicas por anos ou décadas. Não aprenderam a intervir no seu próprio mundo.

36 Quando necessário, deve-se fazer um tratamento psicológico e médico sem culpa e com motivação e consciência.

Entretanto, nunca devemos esquecer-nos de que devemos ser os atores principais do tratamento. O "eu" é o grande agente de mudança.

37 Nunca conheci alguém plenamente saudável. Pessoas calmas têm seus momentos de impaciência. Pessoas tranquilas têm seus momentos de ansiedade. Pessoas lúcidas têm seus momentos de incoerência. Todos precisamos de ajuda em alguma área de nossa personalidade.

38 Vivemos em sociedades livres, mas nunca houve tantos escravos no território da emoção. Escravos da ansiedade, impulsividade, medo, intolerância, timidez, irritabilidade, estresse, preocupações com o amanhã, excesso de atividades.

39 Na minha opinião, os educadores são os profissionais mais importantes da sociedade, apesar de a sociedade não os valorizar. Todavia, o sistema educacional tem cometido alguns erros gravíssimos ao longo dos séculos. Ele nos tem preparado para trabalhar no mundo de fora, mas não para atuar no mundo de dentro. Os professores conhecem as partículas atômicas que nunca viram, mas não conhecem quase nada sobre o funcionamento da sua mente.

40 Milhões de pessoas nunca aprenderam que podem e devem gerenciar seus pensamentos e emoções. Como serão líderes de si mesmas se não se conhecem minimamente? Como evitar que tenham transtornos psíquicos se não têm ferramentas para se defender ou se resolver?

41 Muitos investem toda sua energia na sua empresa ou na sua profissão. Tornam-se máquinas de trabalhar (*workaholic*). Não investem na sua tranquilidade e no seu prazer de viver nem nas suas relações. São admirados socialmente, mas têm péssima qualidade de vida. Empobreceram no único lugar onde não podemos ser miseráveis: no teatro da nossa mente. São ansiosos, irritados, inquietos, insatisfeitos. A maioria deles promete para si que corrigirá seus caminhos, mas nunca os

corrige. Por fim, alguns morrerão e se tornarão os mais ricos e bem-sucedidos de um cemitério. Triste história!

42 Que característica da sua personalidade ou postura de vida você tem tentado mudar, mas não tem conseguido? Você pode adiar muitas coisas na sua vida, mas não a decisão de ser autor da sua própria história. Afinal de contas, a vida é um grande livro. É sua responsabilidade escrever seus textos.

O MESTRE DOS MESTRES DA QUALIDADE DE VIDA

Enxergando a grandeza da vida

43 O Mestre dos mestres viveu intensamente a primeira lei da qualidade de vida. Ele foi autor da sua história no sentido mais pleno. Compreendeu como nenhum outro pensador da história a excelência da vida. Cada ser humano, independente dos seus erros, era para ele uma joia única no palco da vida.

44 Nós desistimos de quem nos decepciona; para ele, ninguém era incorrigível. Teriam tantas chances quantas fossem necessárias. Em outros capítulos, estudaremos que até seu traidor e seus carrascos foram tratados com uma gentileza ímpar. Mesmo sendo frustrado pelas pessoas, jamais desistiu delas.

45 Ele cria que valia a pena investir em cada ser humano, ainda que a sociedade quisesse eliminá-lo como lixo social. Por exemplo, as prostitutas em sua época eram trazidas até a praça pública e mortas. As vestes de cima eram rasgadas, os seios ficavam à mostra e, sob clamores de compaixão inaudíveis, eram apedrejadas.

46 A cena era chocante. Como sempre na história, em particular nos dias atuais, a violência atraía grande audiência.

Gemidos de dor, traumas, hematomas e hemorragias compunham a melodia angustiante dessa pena capital. A sociedade concorria para ver o episódio.

47 Tentar defender uma prostituta era loucura, era inscrever-se para sofrer o mesmo pesadelo. Entretanto, para nossa surpresa, Jesus tinha a coragem e o desprendimento de correr risco de morrer por elas, mesmo que não as conhecesse. O Mestre da vida conseguia encontrar ouro escondido na lama.

48 Muitas vezes não protegemos nem a quem amamos. Alguns pais não conseguem ver a dor dos seus filhos estampada em seus olhos. Só vão perceber que eles estão doentes quando entram em crise. Alguns professores não conseguem perceber que por trás da agressividade dos seus alunos existe um grito de uma criança pedindo ajuda. Alguns juízes julgam os réus sem levar em consideração o sofrimento que motivou a ação. A justiça deve ser cega para ser justa, mas jamais deveria deixar de ter coração.

49 O território da emoção de Jesus era diferente. Era irrigado com uma ternura e uma capacidade de compreensão admiráveis. O amor o controlava e o tornava líder de si mesmo. Ele não apenas mostrava uma sensibilidade fenomenal para compreender a dor dos outros e os sentimentos ocultos, mas também uma sólida habilidade para ser autor da sua história nos focos de tensão. Vejamos uma passagem complexa e interessante da sua vida.

Liderando a si mesmo no ápice do estresse

50 Milhares de judeus eram lúcidos e sensíveis. Eles amavam profundamente a Jesus. Mas havia um grupo de líderes, os fariseus, que o odiavam, tinham aversão pelo seu comportamento afetivo e tolerância. Como Jesus era socialmente admirado, eles precisavam ter um forte álibi para condená-lo sem causar uma revolta social.

51 Depois de maquinar, prepararam uma armadilha psíquica quase insolúvel. Certa vez, uma mulher foi pega em flagrante adultério. Os fariseus arrastaram-na para um lugar aberto, para o local onde o Mestre dos mestres ensinava uma grande multidão.

52 Interromperam abruptamente a sua aula. Colocaram a mulher toda esfolada no centro da sua classe ao ar livre. Sob os olhares espantados dos presentes, eles proclamaram de modo altissonante que ela fora pega em adultério e, segundo a lei, teria de morrer. Sutilmente, olharam para Jesus e fizeram-lhe uma pergunta fatal: "Qual seria o seu veredicto?".

53 Nunca haviam pedido para Jesus decidir qualquer questão, mas fizeram essa pergunta para incitar a multidão contra ele e para que, assim, ele fosse apedrejado junto com ela. Sabiam que ele discursava sobre a compaixão e o perdão como nenhum poeta jamais discursara. Se ele se colocasse ao lado dela, teriam como justificar a sua morte. Se condenasse a mulher, iria contra si mesmo, contra a fonte do amor sobre a qual discursava. A multidão ficou paralisada.

54 O que você faria se estivesse sob a mira de um revólver? O que pensaria se estivesse em seus últimos segundos de vida? Ou, então, que atitude tomaria se fosse despedido subitamente? Que reação teria se alguém que você ama muito lhe causasse a maior decepção da sua vida? Que comportamento teria se tudo o que você mais valoriza estivesse por um fio, corresse o risco de ser perdido subitamente?

55 Frequentemente, reagimos sem qualquer lucidez nos momentos de tensão. Dizemos coisas absurdas, incoerentes, ferimos pessoas e nos ferimos. O medo, a raiva, a ansiedade nos impelem a reagir sem pensar. Os instintos controlam nossa inteligência.

56 O Mestre dos mestres da qualidade de vida estava sob o fio da navalha. O drama da morte o rondava e, o que era pior, poderia destruir todo seu projeto de vida.

57 Os seus opositores estavam completamente dominados pela raiva. A qualquer momento, as pedras seriam atiradas, as cenas de terror se iniciariam. Foi nesse clima irracional que Jesus foi cobrado para dar uma resposta. Todos estavam impacientes, agitados, esperando suas palavras. Mas a resposta não veio... Ele usou a ferramenta do silêncio. Ele nos deu uma grande lição: revelou que num clima em que ninguém pensa, a melhor resposta é não dar respostas. É procurar a sabedoria do silêncio.

58 Você usa a ferramenta do silêncio quando é pressionado? Nos primeiros trinta segundos em que estamos estressados cometemos nossos maiores erros.

59 Nunca se esqueça disso. Seus maiores erros não foram cometidos enquanto você navegava nas calmas águas da emoção, mas enquanto atravessava os vales da ansiedade. São nesses momentos que dizemos palavras que nunca deveriam ter sido ditas.

60 Jesus voltou-se para dentro de si, dominou sua tensão, preservou-se do medo, abriu as janelas da sua memória e resgatou a liderança do "eu". Executou todos esses mecanismos psíquicos sob a aura do silêncio. Foi autor da sua história num momento em que qualquer psiquiatra seria vítima.

61 Pelo fato de ter resgatado a liderança do "eu", teve uma atitude inesperada naquele clima aterrorizante: começou a escrever na areia. Era de se esperar tudo, menos esse comportamento. Seus opositores ficaram perplexos.

62 Somente alguém que é líder de si mesmo é capaz de ter coordenação muscular e serenidade para escrever num momento em que estão querendo assinar sua sentença de morte. Somente alguém que sabe ter domínio próprio e fazer

escolhas é capaz de encontrar um lugar de descanso no centro de uma guerra. Ele era livre para escrever ideias em situações em que só era possível entrar em pânico, gritar, fugir. Seus gestos fascinantes e serenos deixam abismada a psicologia.

63 Ninguém sabe o que ele escrevia. Mas deviam ser frases de grande conteúdo. Talvez escrevesse algo que demonstrasse a intolerância humana, a facilidade que temos em julgar os outros e a incapacidade que temos de encontrar um tesouro por detrás da cortina dos erros. Talvez escrevesse que o perdão é um atributo dos fortes; a condenação, dos fracos.

Retirando seus inimigos da plateia e colocando-os no palco

64 Seus gestos desarmaram seus inimigos. O foco de tensão foi pouco a pouco dissipado. Eles começaram a sair da esfera instintiva, do desejo de matar, para a esfera da razão. Desse modo, como um artesão da inteligência, o Mestre dos mestres preparou o terreno da inteligência deles para um golpe fatal. Um golpe que os libertaria do cárcere intelectual.

65 Golpeou-os com uma lucidez impressionante. Disse-lhes: "Aquele que dentre vós estiver sem pecado (erros, falhas, injustiças) seja o primeiro que lhe atire pedra!". Ele teve uma coragem inusitada ao dizer essa frase. Ela poderia ter sido apedrejada na sua frente repentinamente. Mas ele só fez isso após debelar o foco de tensão emocional deles.

66 Eles ficaram pasmados. Ele os autorizou a atirar pedra nela, mas mudou a base do julgamento. Teriam de pensar antes de reagir. Teriam de avaliar a história deles para depois julgá-la. Jesus fez uma engenharia intelectual que eles não perceberam, pois envolveu processos inconscientes.

67 Ao olhar para o espelho da sua alma para depois condenar a mulher, eles exerceram uma das mais importantes funções da

inteligência: colocar-se no lugar dos outros. Assim, tornaram-se autores da sua história, pelo menos momentaneamente. Mergulharam para dentro de si, viram suas fragilidades, reconheceram sua injustiça.

68 Desse modo, saíram da plateia, entraram no palco da sua mente e deixaram de ser vítimas do seu preconceito. Dominaram temporariamente sua agressividade, saíram de cena, não a mataram.

69 Atitudes como essas revelam uma face desconhecida de Jesus Cristo. Ele não apenas foi o Mestre dos mestres da qualidade de vida, mas também o maior promotor de saúde mental de que se tem conhecimento.

70 Provavelmente, foi a primeira vez na história que linchadores, sob o controle do ódio, fizeram uma ponte entre o instinto e a razão, saíram da agressividade cega para o oásis da serenidade. Esse feito foi tão surpreendente que equivale a desarmar um terrorista no momento em que ele está para explodir seu corpo e levá-lo a encontrar uma fonte de sensibilidade dentro de si mesmo.

71 A melhor maneira de desarmar um agressor e abrir o leque de sua inteligência é surpreendê-lo, seja com o silêncio, seja com um elogio, seja com uma atitude inusitada. Muitos assassinatos teriam sido evitados com essas atitudes. Da próxima vez que estiver em situação constrangedora, não se obrigue a dar resposta imediata, treine ser amigo do silêncio.

72 Os discípulos de Jesus estavam controlados pelo medo e pela ansiedade. Se a pergunta fosse dirigida a eles, talvez tivessem ordenado que exterminassem a mulher. Mas eles viram seu Mestre navegar nas águas da emoção e ser líder de si mesmo em situações-limite.

73 Aprenderam a perceber que o maior líder é aquele que lidera seu próprio mundo. Aprenderam que a agressividade, a

falta de compreensão e a crítica impensada são os alicerces dos frágeis. Aprenderam a vacinar-se contra a discriminação e a valorizar a vida como um espetáculo insubstituível.

74 Se a humanidade vivesse 10 % das ferramentas e princípios sobre os quais o Mestre dos mestres discursou eloquentemente, as guerras, a competição predatória, a violência, as discriminações, os conflitos psíquicos, as crises sociais estariam nas páginas dos dicionários e não nas páginas da nossa vida.

75 A qualidade de vida, a saúde emocional e o desenvolvimento da inteligência dariam um salto sem precedente. Os povos o têm admirado ao longo dos séculos, mas não têm respirado as suas palavras e recitado as suas poesias...

Painel I

Pontos sugeridos para reflexão e discussão:

(Não tenha medo de trocar experiências, chorar e contar suas dificuldades.)

1 - A vida é uma joia única no teatro da vida: todos temos uma rica história. Você tem investido em qualidade de vida ou tem sido uma máquina de trabalhar? Qual o valor real que você dá para sua vida e para as pessoas que ama?

2 - Toda discriminação é desinteligente. Você sentiu ou se sente inferior às pessoas?

3 - Resgatar a liderança do "eu" é tomar decisões conscientes. O que mais o perturba no teatro da sua mente? Que decisões você tem adiado na sua vida?

4 - Um "eu" frágil não é autor da sua história, não tem metas, objetivos, não intervém dentro de si mesmo, perpetua suas misérias psíquicas. Você é irritado e ansioso? É impulsivo e intolerante? Cobra demais de si? Cobra excessivamente das pessoas? Que características da sua personalidade você deseja superar?

5 - O amor era o fundamento da sabedoria do Mestre dos mestres. Quanto você ama a vida?

6 - O Mestre dos mestres usava o silêncio para pensar antes de reagir e resgatar a liderança do "eu". Você usa o silêncio nas situações tensas? Você consegue ter domínio próprio e surpreender seus colegas de trabalho e seus familiares quando eles o decepcionam?

Painel II
Exercícios para prática diária:

1 - Faça um relatório das características da lei "Seja autor da sua história", descritas no início deste capítulo, que você precisa desenvolver.

2 - Faça um relatório das decisões que você tem adiado e que precisam ser tomadas.

3 - Treine aprender a pensar antes de agir. Treine usar a ferramenta do silêncio nos focos de tensão.

4 - Todo ser humano, quando constrói um pensamento, é um grande artista, ainda que viva no anonimato. Jamais se sinta inferior às pessoas.

5 - Nunca desista das pessoas que você ama e nunca desista de si mesmo.

6 - Não seja escravo dos seus conflitos. Tenha um "eu" lúcido e crítico, que sabe o que quer. Exercite diariamente sair da plateia, entrar no palco da sua mente, ser líder de si mesmo. Resgate a liderança do "eu".

7 - Enfrente com dignidade suas dores, dificuldades, angústias, humor triste, pensamentos negativos. Não tenha medo de suas mazelas psíquicas; mas, sim, receio de ser omisso, de não ser autor da sua história.

Faça um relatório dos seus exercícios durante a semana. O que praticou e qual foi o resultado?

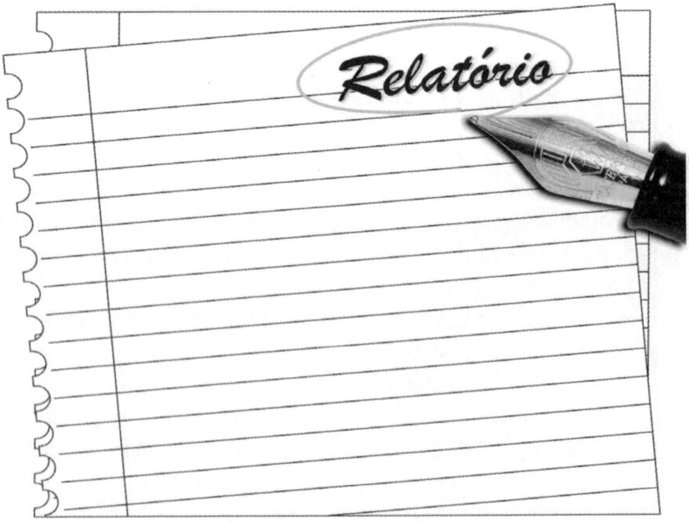

Capítulo 2

CONTEMPLAR O BELO

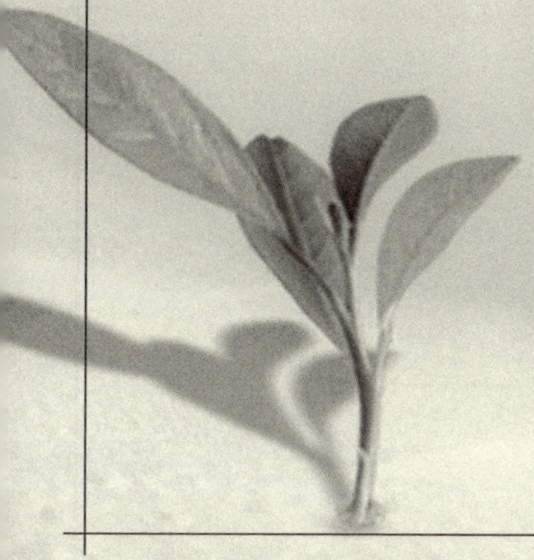

2ª
Lei da qualidade de vida

Segunda semana do PAIQ

Contemplar o belo é:

1 Educar a emoção para fazer das pequenas coisas um espetáculo aos olhos.

2 Fazer de cada momento uma vivência mágica.

3 Educar a sensibilidade para entender que as gotas de chuva irrigam as flores e as gotas de lágrimas irrigam a existência.

4 Desvendar as coisas lindas, singelas e ocultas que nos rodeiam.

5 Descobrir o sabor da água, a brisa no rosto, o aroma das flores, o balançar das folhas sob a orquestra do vento.

6 Enxergar o que as imagens não revelam e perceber o que os sons não traduzem.

7 Ver com os olhos do coração.

8 Aprender a ser rico sem ter grande soma de dinheiro. Ser alegre mesmo sem grandes motivos.

9 Viver suavemente, ainda que sobrecarregado com responsabilidades.

10 Ter um romance com a vida. Fazer poesia com a vida, sem escrever palavras.

11 Abraçar as crianças, admirar as pessoas da terceira idade, ter agradáveis conversas com os amigos.

12 Ler um bom livro, viajar por suas páginas, libertar a criatividade. Ouvir uma boa música, penetrar nos traços de uma pintura, de uma arquitetura. Navegar pelas águas da emoção.

A arte da contemplação do belo está morrendo

[2] Vivemos em uma sociedade ansiosa e consumista. As crianças e os adolescentes raramente desfrutam por muito tempo seus brinquedos, roupas e objetos. As experiências deles são rápidas e fugazes. Não é a qualidade do que consomem que produz o prazer, mas a quantidade, o *fast food* emocional. Tudo é pronto. Não exige contemplação, desafio, descoberta.

[3] Poucos psiquiatras percebem, mas as sociedades modernas cometeram uma das maiores atrocidades contra os jovens. Editaram a vida rapidamente. Destruíram a arte da contemplação do belo. A consequência? Drogas, violência, depressão, suicídio,

ansiedade. E o retorno não é fácil, pois contemplar o belo é uma conquista, um treinamento contínuo da sensibilidade.

4 Tenho procurado educar a sensibilidade das minhas três filhas. Digo-lhes que há o belo escondido em cada coisa, exceto nas violências humanas. Tenho mostrado que, mesmo nas coisas que raramente alguém valoriza, como uma parede rachada ou um muro trincado, há uma beleza escondida que só os mais sensíveis captam.

5 Certa vez, minha filha mais velha me perguntou: "Papai, como pode haver beleza num muro trincado?". Eu disse-lhe: "Enxergue algo além da imagem. Pergunte quem fez esse muro, quais eram seus sonhos, o que ele conversou ou pensou enquanto o construía. Como ele está agora? O que está sentindo?". Disse que as rachaduras do muro falavam palavras inaudíveis. Contavam uma rica história.

6 Muitos pensam que contemplam o belo, mas na realidade apenas admiram o belo em alguns momentos. Essa arte é mais do que admiração superficial, é respirar o belo, sentir seu sabor mais profundo. Contemplar o belo é um bálsamo para o prazer de viver.

7 Quem despreza a lei da psicologia, mesmo sendo um exímio psiquiatra ou psicólogo, não terá qualidade de vida, não verá dias felizes. Terá uma emoção instável, insatisfeita, flutuante, irritadiça.

A matemática da emoção e o fenômeno da psicoadaptação

8 Existe um fenômeno inconsciente descrito na teoria da Inteligência Multifocal chamado psicoadaptação. O fenômeno da psicoadaptação é tão importante que está estreitamente ligado a todas as vertentes da emoção: prazer de viver, sensibilidade,

criatividade, níveis de ansiedade. Portanto, dependendo da sua atuação, ele pode ser construtivo ou extremamente destrutivo. Sinteticamente dizendo, psicoadaptação é a incapacidade da emoção humana de sentir prazer ou dor diante da exposição de um mesmo estímulo.

9 O que move os cientistas, escultores, pintores e escritores a fazer novas descobertas, a criar, experimentar? O fenômeno da psicoadaptação. Eles se psicoadaptam aos mesmos estímulos, aos traços, descobertas e estilos da sua época, gerando uma ansiedade vital, inconsciente e positiva que impulsiona a curiosidade, a criatividade e a procura pelo novo. O fenômeno da psicoadaptação gera uma explosão criativa.

10 Uma criança que perdeu sua mãe poderia paralisar sua inteligência no velório se não houvesse a atuação desse fenômeno. A ausência da mãe gera uma fonte de estímulos contínuos que faz com que a criança se psicoadapte, diminuindo os níveis de sofrimento. Desse modo, embora a saudade nunca seja resolvida, ela abrirá um espaço emocional para se encantar novamente pela vida.

11 A psicoadaptação também pode ser destrutiva. Os soldados nazistas, pouco a pouco, se psicoadaptaram aos sofrimentos dos judeus nos campos de concentração e, assim, destruíram sua sensibilidade e sentimento de culpa. Os ambientes violentos levam as pessoas a perder a capacidade de se colocar no lugar do outro, promovendo o ciclo da violência.

12 Muitos intelectuais, políticos e líderes empresariais vivem miseravelmente no território da emoção. Eles entraram num ativismo desenfreado. Psicoadaptaram-se a um ritmo de vida alucinante. Só sabem falar de problemas de trabalho, política, economia.

13 O excesso de estímulos estressantes transformou a emoção deles num terreno árido. O dicionário da sensibilidade

empobreceu. Alguns têm palácios e jardins, mas são incapazes de contemplar prolongadamente uma pequena flor, de rolar no tapete com uma criança. São miseráveis com dinheiro no banco. São eles ricos?

14 E quanto a você? Você gasta tempo observando entardeceres, o brilho das estrelas e as maravilhas que norteiam a existência ou está ocupado demais?

As armadilhas da emoção

15 A fama é outro terreno perigoso em que o fenômeno da psicoadaptação pode atuar, mas Hollywood e o mundo da mídia não sabem disso. A fama é uma das maiores armadilhas da emoção. Pouco a pouco as pessoas se psicoadaptam aos aplausos, assédios e holofotes. A consequência é grave. A emoção começa, inconscientemente, a ter uma necessidade cada vez maior de grandes estímulos para sentir um pouco de prazer.

16 O mesmo princípio ocorre com as drogas psicotrópicas. Doses cada vez maiores são necessárias para se ter um pouco de emoção. Muitos famosos perdem as raízes das coisas simples, esfacelam seu prazer de viver, entram em crises depressivas e ansiosas. Não poucas vezes eles vivem uma intensa solidão rodeados por uma multidão.

17 Diariamente, a TV estimula doentiamente as pessoas a procurar a fama. Entretanto, para a qualidade de vida, o anonimato é muito mais saudável do que a fama.

18 Vacine-se contra a paranoia da fama. Procure o sucesso em tudo que você faz, mas não gravite em torno da fama. Se ela acontecer, não a superdimensione. Lembre-se de que um dos sintomas doentios de nossa espécie é que ela coloca alguns no palco e a maioria na plateia para aplaudi-los.

19 Quem não contempla o belo torna-se mal-humorado e, às vezes, pessimista. Nem ele se suporta. Treine apreciar os pequenos eventos da vida, treine refinar sua capacidade de observação.

20 Diversas doenças autoimunes, cardíacas, alguns tipos de câncer são desencadeados por transtornos emocionais, em especial pelo mau humor. Uma pessoa contemplativa e bem-humorada vive melhor e por mais tempo. Ser negativista e mal-humorado não resolve os problemas, mas pode abreviar seus dias...

Rejuvenescimento da emoção

21 Se você contemplar o belo, será sempre jovem, ainda que o tempo sulque seu rosto com rugas. Se não contemplar, poderá fazer cirurgia plástica, *peelings*, lipoaspiração, mas envelhecerá no único lugar em que é proibido envelhecer: no território da emoção. Reclamar, ser impaciente, querer muito para sentir pouco, ficar vendo defeitos no espelho são sintomas do envelhecimento precoce. Muitos jovens são emocionalmente velhos.

22 Muitas mulheres têm a coragem de reclamar para seus maridos das áreas do seu corpo que detestam. Elas os levam a valorizar um defeito que não percebiam. Assim, eles deixam de contemplá-las. Elas matam o amor deles por viver em função da paranoia da estética. As mulheres precisam sentir-se belas, bonitas, exaltar suas qualidades e não proclamar seus defeitos. Cuidado! Todas as suas reclamações tornam-se um veneno para sua autoestima.

23 Essa lei da psicologia é fácil de entender, mas sua assimilação depende de um treinamento contínuo. Talvez uma em cada cem pessoas tenha uma excelente capacidade de

contemplação do belo. Não se esqueça de que a qualidade de vida se esconde nas coisas mais simples. Treine sua sensibilidade.

O MESTRE DOS MESTRES DA QUALIDADE DE VIDA

Lapidando a personalidade humana

24 Jesus nasceu numa manjedoura, entre os animais. Com dois anos de idade, devia estar brincando, correndo atrás das borboletas, procurando os pássaros entre as árvores, mas, embora tão novo, foi perseguido de morte por um rei violento, que, aliás, já havia levado à morte dois de seus filhos: o rei Herodes.

25 Teve de fugir com seus pais para o Egito. Em alguns trechos, era carregado pelos pais; em outros, fazia longas e extenuantes caminhadas a pé ou em cima do lombo desconfortável de um animal. Situações estressantes como essas fariam parte da sua rotina.

26 Quando adolescente, teve de trabalhar cedo para poder sobreviver. Carpinteiro de profissão, tinha de suportar sobre os seus ombros pesadas toras e lapidá-las pacientemente. O sol escaldante refletia-se no seu rosto e desidratava-lhe a pele. Foi um jovem sem privilégios sociais.

27 Pelas dificuldades da vida e pelos estímulos estressantes que atravessou, era de se esperar que desenvolvesse uma personalidade ansiosa, irritada, intolerante. Mas, quando abriu a boca ao mundo, nunca se viu alguém tão dócil e sereno. A paciência e a tolerância teciam a colcha de retalhos da sua inteligência.

28 Pelo trabalho pesado e pelas perseguições sofridas era de se esperar que sua sensibilidade fosse pobre, mas a arte da observação lhe saciava a alma. Enquanto lapidava as toras de

madeira, analisava a personalidade dos passantes. Enquanto penetrava no cerne dos troncos, vasculhava os porões da emoção humana, compreendia os seus conflitos e contradições.

29 O carpinteiro de Nazaré se preparou, sem que ninguém percebesse, para ser o escultor da personalidade, o artesão da inteligência humana. Por isso, embora tivesse plena consciência das nossas fragilidades, falhas e insanidades, amou apaixonadamente a humanidade. Dizia orgulhosamente que era um ser humano, o filho do homem.

30 O Mestre dos mestres não se sentou nos bancos de uma escola clássica, mas foi o mais excelente aprendiz da escola da vida, uma escola em que muitos intelectuais fracassam. Enquanto golpeava os pregos com o martelo, exercitava seus pensamentos, analisava os eventos da vida, extraía grande prazer das pequenas coisas.

31 O resultado desse exercício clandestino foi que expressou uma inteligência e uma oratória sem precedente. Não tinha microfone nem ambiente adequado para falar. Mas, quando discursava, a multidão se silenciava como criança que se delicia com o leite materno. Cativava a todos com suas ideias. Até seus opositores ficavam maravilhados com suas palavras. Em pouco tempo, ficou conhecidíssimo. Com isso, sua sensibilidade passou por um grande teste. Vejamos.

Extraindo muito do pouco

32 O assédio social e o excesso de atividades bateram fortemente à porta de Jesus. Aparentemente, ele não tinha mais tempo para nada. Deveria apenas se preocupar com os aplausos, em manter sua popularidade e cumprir seus compromissos sociais.

33 Ele enfrentou duas provas nas quais os homens de sucesso frequentemente fracassam:

1- Ter tempo para o mundo social, mas também ter tempo para si.

2- Preservar a simplicidade e a sensibilidade depois de se tornar um homem público, uma estrela social.

34 Muitos que alcançam o sucesso social, intelectual e financeiro não alcançam o sucesso em ter qualidade de vida. Eles têm tempo para todos, mas não para o que lhes dá prazer e para as pessoas que amam. Perdem sua singeleza à medida que se atolam nas atividades. Mendigam o pão da alegria. Há muitos mendigos vivendo em luxuosos condomínios e trabalhando em belíssimos escritórios. Você mendiga esse pão?

35 Deixe-me contar uma história para mostrar como o Mestre da qualidade de vida enfrentou essa situação e trabalhou a arte da contemplação do belo. Certa vez, no auge da fama, milhares de pessoas caminhavam seguindo os seus passos, espremendo-se para ouvi-lo e para vê-lo.

36 A comitiva era enorme, os problemas também. Cada pessoa tinha algo que gostaria que ele resolvesse. A certa altura, ele parou a comitiva. Todos se aquietaram. Esperavam mais um gesto miraculoso, mais um eloquente discurso.

37 Todavia, para espanto dos presentes, não abriu a boca. Arregalou seus olhos como se visse algo fenomenal. Foi em direção ao vazio. Os mais próximos piscavam os olhos para ver o que ele via, mas não viam nada. Como garimpeiro que achara um precioso veio de ouro, caminhou em direção ao foco. Parou e contemplou.

38 Ninguém entendeu seu gesto. De repente, ele falou poeticamente: "Olhem! Vejam!". "Ver o quê?", as pessoas se perguntavam. Então, ele disse: "Que lírios encantadores!". E encorajou os presentes a observá-los atenta e embevecidamente.

39 Em seguida, fez uma comparação que só quem viveu e nunca perdeu a arte da sensibilidade poderia fazer. Disse que

aquelas pequenas flores eram tão belas que nem o rei mais esplendoroso de Israel, o rei Salomão, se vestira sequer como uma delas.

40 Os discípulos, chocados, coçaram a cabeça e certamente pensaram: "Eu não entendo o Mestre. Há tantos problemas para resolver, tantos compromissos para cumprir e ele gasta tempo com as flores!". Jesus estava querendo vaciná-los contra a doença do superficialismo emocional.

41 Infelizmente, muitos que estudaram Jesus Cristo, ao longo dos séculos, não investigaram os meandros da sua psique, os bastidores dos seus gestos. Portanto, não tiveram a oportunidade de estudar o território da sua emoção e perceber que ele atingiu o topo da saúde psíquica. Ele foi o mestre da sensibilidade.Muitos queriam milagres, mas ele demonstrou que o maior milagre estava em descobrir os segredos das coisas simples e quase imperceptíveis.

42 Se você se preocupar com os grandes eventos, prestígio social e compromissos e desprezar as coisas mais simples da vida, certamente não terá saúde emocional.

43 Essas leis da qualidade de vida são universais. Se um índio ou um africano de uma tribo primitiva não contemplar o belo nas pequenas coisas, eles também destruirão sua qualidade de vida. Entretanto, nessa área, eles têm muito mais a nos ensinar do que nós a eles, com nossos museus, moda, TV.

44 Jesus contemplava tanto os elementos da natureza, como as sementes, as árvores, o tempo, os pássaros que os utilizava com maestria em suas parábolas para promover a arte de pensar. Ele foi o Mestre dos mestres da qualidade de vida porque sempre achou tempo para fazer das pequenas coisas um espetáculo aos seus olhos.

45 E você?

Painel I

Pontos sugeridos para reflexão e discussão:

(Não tenha medo de trocar experiências, chorar e contar suas dificuldades.)

1 - Contemplar o belo é ser rico sem ter grandes somas de dinheiro. Você é emocionalmente rico ou falta-lhe o pão da alegria? Contemplar o belo é escrever um romance com a vida. Você tem escrito esse romance?

2 - A emoção pode envelhecer rapidamente. Você é jovem no território da emoção ou se sente envelhecido, estressado, assaltado por preocupações? É uma pessoa mal-humorada? Tem tido sintomas psicossomáticos?

3 - Uma das causas da ansiedade, impaciência, insatisfação, é a falta de contemplação do belo. Você é especialista em ver seus defeitos no espelho? A paciência tece a sua história?

4 - O Mestre dos mestres passou por estresse e perdas desde a sua infância, mas foi saudável e tranquilo. A dor o construiu. Ele tornou-se um artesão da personalidade humana porque foi um grande observador. Você é um grande observador? Consegue extrair o prazer das coisas simples? Tem libertado a criança que vive em seu interior?

5 - No auge da fama e dos compromissos, o Mestre da sensibilidade fez muito do pouco. Você faz muito do pouco? Vive atolado em atividades?

Painel II

Exercícios para prática diária:

1 - Faça um relatório das características da lei "Contemplar o belo", descritas no início desse capítulo, que você precisa desenvolver.

2 - Faça um relatório das coisas belas que estão ao seu redor. Repare no detalhe dos quadros de pintura, na anatomia das flores dos jardins, no estilo da sua casa, nos comportamentos das pessoas.

3 - Cuide de plantas. Escreva poesias. Refine seu prazer de ler, pintar, cantar. Role no tapete com as crianças. Valorize as coisas que são aparentemente simples.

4 - Exercite sentir-se uma pessoa bonita interiormente e exteriormente. A beleza está nos olhos de quem a contempla... Não seja escravo do padrão de beleza da mídia.

5 - Fique 10 minutos por dia em silêncio contemplativo. Ou, durante o trabalho, faça pequenos relaxamentos de um ou dois minutos e observe as coisas belas ao seu redor. Contemplar o belo coloca combustível no prazer de viver. Falar de qualidade de vida sem contemplar o belo é construir uma miragem.

Faça um relatório dos seus exercícios durante a semana. O que praticou e qual foi o resultado?

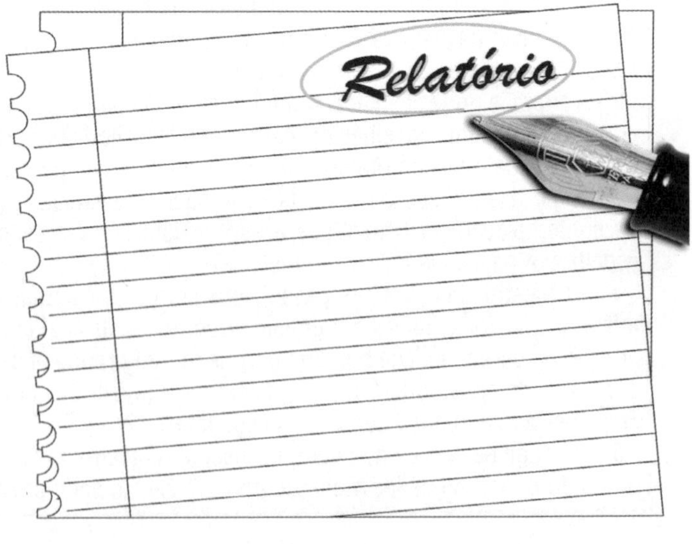

Capítulo 3

LIBERTAR A CRIATIVIDADE: SUPERAR A ROTINA

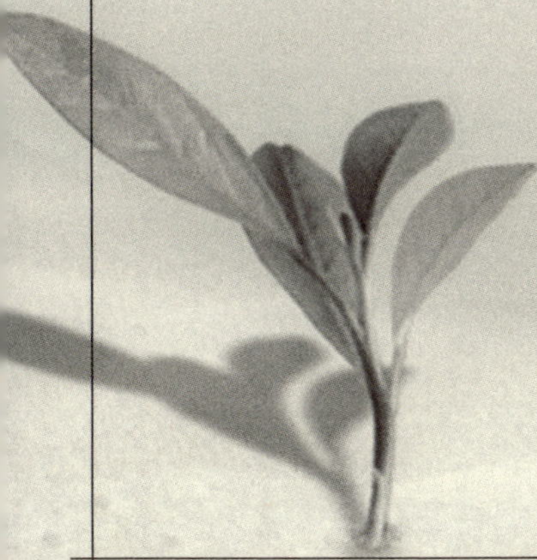

3ª
Lei da qualidade de vida

Terceira semana do PAIQ

Libertar a Criatividade é:

1 Ser um caminhante nas trajetórias do próprio ser.

2 Fazer coisas fora da agenda.

3 Superar a rotina e construir um oásis no deserto do tédio.

4 Abrir as janelas da inteligência para fazer novas descobertas.

5 Pensar em outras possibilidades. Libertar a imaginação.

6 Arejar a emoção e encantar a si mesmo.

7 Surpreender positivamente as pessoas que o rodeiam. Ter gestos nunca tidos.

8 Elogiar quem amamos. Penetrar no mundo deles, conhecer seus sonhos, suas alegrias, seus temores.

9 Dançar a valsa da vida com a mente livre.

10 Fazer da vida uma grande aventura.

2 Contemplar o belo é extrair o prazer nas coisas simples. Libertar a criatividade é fazer coisas fora da agenda para nutrir nossa história com sabor e aventura. As duas leis se complementam.

3 No campo das relações sociais, libertar a criatividade é dizer coisas nunca ditas, ter gestos nunca tidos. É penetrar além da cortina dos comportamentos de quem amamos e conquistá-los por dentro. Libertar a criatividade é o frescor de uma vida excelente.

A sufocante rotina

4 Cada vez mais vivemos numa rotina sufocante. Levantamos da mesma maneira, reclamamos dos mesmos problemas, cumprimentamos as pessoas da mesma forma, corrigimos os filhos, alunos e colegas de trabalho com os mesmos jargões, andamos pela mesma rua, possuímos os mesmos desejos. Enfim, dançamos a valsa da vida com as duas pernas engessadas.

5 Muitos querem riscar do mapa o domingo à tarde. Você quer riscá-lo? No domingo à tarde aumenta o índice de rotina gerando uma ansiedade desconfortável. Alguns tiram férias. Uma semana depois não se aguentam. A rotina engessa e massacra seu prazer. Não sabem se aquietar, relaxar, criar, romper sua agenda.

6 A indústria do lazer, TV, cinema, Internet, moda, tenta de mil formas romper a entediante vida social, mas cada vez mais o ser humano moderno está mais ansioso e entristecido.

Vivemos em sociedades democráticas e, portanto, livres, mas muitos estão no cárcere da emoção.

7 O Canadá, onde escrevo este livro, é um dos países de melhor qualidade de vida do mundo. Porém, essa qualidade de vida é material e não emocional. As leis fundamentais da psicologia para se ter a qualidade de vida propostas neste programa têm sido, como em todas as demais sociedades, desrespeitadas.

8 A classe média canadense sonha em ter uma casa própria e um bom carro. E concretiza esse sonho! Mas falta sentido existencial, alegria, prelúdio. Falta criatividade, troca de experiência, encanto pela vida. A rotina enfadonha tem levado inúmeras pessoas a ter depressão e ansiedade. Muitas se isolam dentro das suas casas e, o que é pior, dentro de si mesmas.

9 O Canadá é uma nação invejável no que tange ao respeito dos direitos humanos, mas esse povo fascinante não constitui uma nação invejável no diálogo interpessoal, na arte da contemplação do belo, na capacidade de navegar nas águas da emoção. Imagine como não está a qualidade de vida de outras sociedades...

Como está seu viver diário?

10 Muitos trabalham durante anos no mesmo ambiente e nunca surpreendem seus colegas de trabalho. Não sorriem, cumprimentam ou abraçam de um modo diferente. São formais. Precisam de emoção, mas não sabem surpreender. Esse comportamento rígido afeta não apenas as relações sociais, mas também o desempenho profissional.

11 Você já pensou que muitos colegas de trabalho gritaram sem dizer palavras, gritaram com os gestos, querendo demonstrar que estavam sofrendo, mas você nunca conseguiu ouvir a voz desses gestos? Talvez, atarefado e com milhares de informações na cabeça, nem tenha tido tempo para tal percepção.

12 Vivemos na era da informática e, infelizmente, estamos nos robotizando. Nunca tivemos acesso a tantas informações, mas não sabemos o que fazer com elas. A maioria delas é inútil, não se transforma em conhecimento e experiências. A criatividade está cambaleante.

13 Para dar soluções aos desafios do mundo globalizado é necessário ser flexível, versátil, abrir o leque da inteligência. Os desafios geram medo e não sentimento de aventura. O novo causa pânico. Estamos nos tornando escravos de estímulos programados.

14 Raramente as pessoas saem da rotina. Já pensou em dar uma caixa de bombons para o guarda que está fazendo a segurança da sua empresa ou para o zelador do seu prédio e dizer que ele é muito importante para você? Ele nunca mais o esquecerá, pois você o surpreendeu. Você será tão caro para ele, que talvez seja capaz de correr riscos se você estiver em perigo. Não há como romper o individualismo sem libertar a criatividade afetiva.

15 Muitos, ao entrarem num elevador, em vez de olhar para o rosto das pessoas, cumprimentá-las e estabelecer um pequeno diálogo, fixam-se no número dos andares. Não sabem onde pôr a cara. É duro passar aqueles segundos. Que espécie é essa que detesta a solidão, mas faz tudo para cultivá-la?

16 Muitos filhos vivem com seus pais por décadas, admiram-nos, mas jamais penetram no seu mundo. Não conhecem seus sonhos, suas angústias, as páginas íntimas da sua história. Apenas valorizarão os pais quando os perderem. Desejarão conhecê-los quando eles se silenciarem.

Consequências

17 O fenômeno RAM é o fenômeno que imprime na memória todas as imagens, pensamentos e emoções que passam no palco de nossa mente. O registro em nossa memória é automático.

18 Certa vez, um pai estava profundamente decepcionado com o comportamento do filho. Ele dormia de madrugada, não o respeitava e não se importava com seu sofrimento. O pai brigava, dava broncas, criticava, mas o filho não reagia. Eram dois inimigos vivendo na mesma casa. A família era um inferno. Chorando, sem voz para falar e achando que seu filho era um caso sem esperança, resolveu mudar completamente de atitude. Libertou sua criatividade.

19 Começou a surpreendê-lo, a dizer que o amava e a pedir desculpas quando se exaltava. Ao longo dos meses, o fenômeno RAM foi registrando a imagem desse pai de maneira espetacular. Assim, ele construiu vínculos que anos de agressividade o tinham impedido de criar. O comportamento do pai começou a fazer eco em seu interior. O filho deu uma guinada na vida. Tornou-se responsável, afetivo e sociável.

20 Se os pais não surpreenderem seus filhos, não os valorizarem, não conhecerem seus sonhos, não os encorajarem nas suas falhas, não disserem que acreditam neles apesar dos seus erros, certamente não desenharão uma imagem excelente nos solos da memória deles.

21 O fenômeno RAM não produzirá um quadro de pintura inconsciente que alicerçará uma rica relação entre pais e filhos. Eles crescerão órfãos de pais vivos. Estes não serão modelos capazes de influenciá-los solidamente.

22 Um professor que não surpreende seus alunos, que não lhes conta histórias, que não lhes toca o sentimento poderá ter exímio conhecimento e brilhante eloquência, mas não brilhará nos solos da personalidade deles. Poderá ser transmissor de informações, mas não será um mestre da vida.

23 Um executivo que não surpreende seus funcionários, que não os enaltece, que não os motiva, que não os envolve nem explora o potencial deles, não será um grande líder. Poderá

saber lidar com números, mas não com pessoas. Poderá cobrar resultados, mas não colherá criatividade.

24 Quem, desde a sua infância, não liberta sua criatividade e faz coisas fora da agenda cria mecanismos viciados de transformação da energia psíquica. Pode desenvolver ideias fixas e, às vezes, comportamentos repetitivos. Em outras palavras, adquire o TOC (transtorno obsessivo-compulsivo).

25 O TOC é chamado popularmente de mania. Alguns têm mania de arrumação, nada pode estar fora do lugar. Outros têm mania de horário, de limpeza, de lavar as mãos, de tomar vários banhos diários. Há outras obsessões. Verificar se há um ladrão debaixo da cama. Apertar a pasta de dente só do final para o começo.

26 Há pessoas inteligentes, mas que sofrem de obsessão por doenças. Estão ótimos de saúde, mas vivem perturbando-se com doenças que eles criam na sua imaginação. O TOC é uma doença que tem de ser tratada, pois provoca intensa ansiedade. Quando abordar outras leis da qualidade de vida, como gerenciar os pensamentos e emoções, essas pessoas poderão ser substancialmente ajudadas a resgatar a liderança do "eu" e a se tornar autoras da sua história.

27 Cuidado! O sistema social pode nos entorpecer tanto quanto as drogas químicas. Pode controlar nossa maneira de ser, reagir e de ver a vida. Não seja uma pessoa excessivamente previsível. Surpreenda a si e aos outros. Supere a sua rotina. Treine diariamente libertar sua criatividade.

O MESTRE DOS MESTRES DA QUALIDADE DE VIDA

Quebrando a rotina, o protocolo e surpreendendo a todos

28 Jesus era um especialista em libertar a sua criatividade e encantar as pessoas. Em situações em que era quase impossível ter uma reação inteligente, ele surpreendia. Na coleção Análise da Inteligência de Cristo, uma das passagens que analisei e que mais me tocou foi seu olhar penetrante quando Pedro o negou pela terceira vez.

29 Ele estava ferido, cheio de hematomas e sangrando. Do ponto de vista psiquiátrico, era de se esperar que não existisse mais nada no mundo nesse momento, apenas a sua dor. É assim que reagimos quando estamos feridos. Os instintos abortam o raciocínio.

30 Os soldados golpeavam-lhe o rosto e Pedro golpeava-lhe o coração emocional. Quando Pedro o negou pela terceira vez, ele esqueceu-se de si e procurou, com seus olhos, os olhos do seu discípulo. Sabia que Pedro estava algemado no cárcere do medo. Sabia que após sua negação seu sentimento de culpa poderia ser tão grande que ele poderia atentar contra a sua vida.

31 Os olhos do Mestre da qualidade de vida penetraram nos olhos de Pedro. Seu olhar falou muito sem dizer nada. Disse que o amava, ainda que ele o negasse. Disse com lágrimas que o compreendia.

32 Pedro, numa situação em que não conseguia raciocinar, ficou perplexo com esse olhar. Em frações de segundos, penetrou dentro de si, reconheceu sua fragilidade. Fragilidade

que todos teríamos. Saiu de cena e foi chorar. Cada gota de lágrima foi uma lição de vida. Nunca aprendeu tanto sem ouvir nada. Aprendeu, porque Jesus o surpreendeu.

33 Jesus marcava as pessoas com seus gestos incomuns. Amava conhecer novas pessoas e penetrar no mundo delas. Ele deixa atônitos seus íntimos ao revelar uma coragem e inteligência imbatível e, ao mesmo tempo, ser capaz de falar de amor e de chorar sem medo. Nós maquiamos nossos comportamentos, ele não tinha disfarces.

34 Qualquer pessoa, mesmo a mais simples, tinha acesso à sua agenda. Nós gostamos do trono social, ele queria o trono no coração das pessoas, almejava o seu amor. Nós gostamos de controlar as pessoas, ele queria que elas fossem livres. Por isso, nunca pressionou ninguém a segui-lo. Naqueles ares, ele dizia que, se alguém tivesse sede, viesse e bebesse. Não pressionava, não manipulava, apenas convidava.

35 Todos tinham aversão por leprosos. Ele os tocava e tratava um leproso como um príncipe. Suas reações delicadas e gentis deixam pasmada a ciência. Ele quebrava todos os protocolos, rompia diariamente sua rotina.

O Mestre da sociabilidade

36 Jesus transbordava de alegria. Jamais analisei alguém tão bem resolvido. Gostava de participar de festas e jantares com seus amigos. Jantava até na casa dos seus opositores. Por gostar tanto de festejar com as pessoas, recebeu dois apelidos. E falou com poesia sobre eles.

37 Disse que João, o batista, seu precursor, por ter um modo estranho de viver e de comer, era chamado de louco. Enquanto ele, por se mesclar com as pessoas, era chamado de glutão e bebedor de vinho. Embora injustos, esses apelidos têm grande

significado para a psicologia. Revelam que o homem Jesus gostava do cheiro de gente. Era o mestre da sociabilidade. Ele contagiava as pessoas.

38 Era tão sociável que tinha gestos que, nos dias atuais, nos deixariam com o rosto vermelho de vergonha. Certa vez, ele se convidou para jantar na casa de uma pessoa que não conhecia, Zaqueu. Imagine você na rua falando para um desconhecido que gostaria de almoçar na casa dele. Quem já teve essa coragem?

39 Jesus foi mais longe, pois Zaqueu não era uma pessoa recomendável, mas um corrupto coletor de impostos. Surpreendido com sua atitude, Zaqueu não apenas o recebeu com alegria, mas revisou sua história. O Mestre dos mestres não precisou apontar seus erros, a sua presença estimulava a interiorização e a reflexão de vida.

40 Estar com ele era um convite ao suspiro, à espontaneidade, à libertação da criatividade. Ele era bem-humorado, agradável, cativante. Era um excelente contador de histórias e um exímio motivador de pessoas. Elogios não faltavam. Discursou até sobre os bem-aventurados. Ninguém reclamava de rotina ao se aproximar dele. Até seus opositores não conseguiam se distanciar dele.

41 Você é uma pessoa sociável ou tímida? Não se isole. Faça das pessoas que o rodeiam grandes amigos. Saia do seu casulo. Surpreenda-se. Faça essa brincadeira — repita pausadamente estas palavras em voz audível. Se estiver em grupo, repita-as coletivamente: *Eu prometo que, de hoje em diante, não mais dançarei a valsa da vida com as duas pernas engessadas. Surpreenderei a mim e aos outros...*

Painel I

Pontos sugeridos para reflexão e discussão:

(Não tenha medo de trocar experiências, chorar e contar suas dificuldades.)

1 - Libertar a criatividade é fazer da vida uma grande aventura. É se abrir para outras possibilidades, ter prazer no novo, fazer novas descobertas, apreciar os desafios. Você tem libertado sua criatividade ou vive fechado em sua rotina?

2 - Surpreender os outros é fundamental para construir uma excelente imagem no inconsciente deles. Você os surpreende? Consegue encantá-los quando eles erram ou frustram? Diz coisas que nunca disse?

3 - A obsessão é uma fonte de ansiedade. Você tem ideias fixas ou comportamentos repetitivos que o perturbam?

4 - O Mestre dos mestres encantava as pessoas. Todos tinham acesso à sua agenda. Ela sabia elogiar, encorajar e motivar as pessoas. Tinha uma alegria e uma sociabilidade contagiante. Você sente que vive num casulo? Sente que precisa se abrir mais?

Painel II
Exercícios para prática diária:

1 - Faça um relatório das características da lei "Libertar a criatividade: superar a rotina", descritas no início deste capítulo, que você precisa desenvolver.

2 - Surpreenda a si mesmo. Faça coisas que são saudáveis e lhe dão prazer.

3 - Surpreenda o outro. Dialogue carinhosamente com seus filhos, amigos, pais, colegas. Faça perguntas que nunca fez. Diga o quanto eles são importantes para você. Abrace-os.

4 - Cumprimente as pessoas que têm funções simples, mas que são muito importantes.

5 - Economize críticas, julgamentos, mas gaste elogios com quem você ama ou trabalha.

6 - Passe um fim de semana em lugares novos. Ande por lugares diferentes. Dê flores em datas inesperadas.

Faça um relatório dos seus exercícios durante a semana. O que praticou e qual foi o resultado?

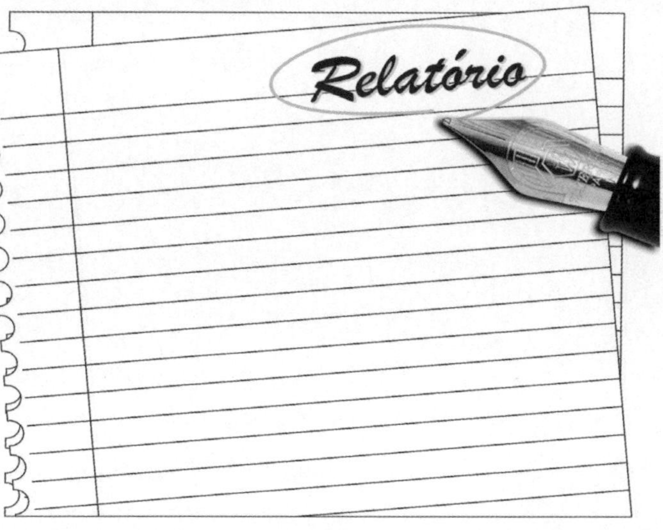

Capítulo 4

TER UM SONO RESTAURADOR

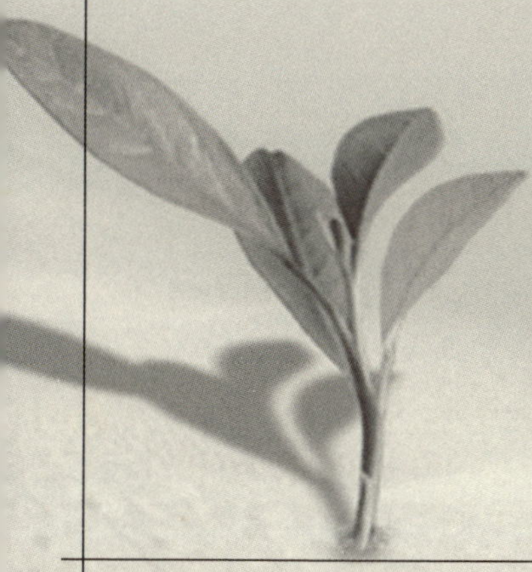

4ª
Lei da qualidade
de vida

Quarta semana do PAIQ

[1] Ter um Sono Restaurador é:

1 Dormir o suficiente para repor a energia física e psíquica gasta no dia anterior.

2 Não demorar para adormecer nem ter um sono intermitente (acorda, levanta).

3 Ter um sono profundo e agradável.

4 Não se atormentar com pesadelos ou sonhos desgastantes.

5 Não levar problemas e conflitos sociais e profissionais para a cama.

6 Despertar descansado e motivado para enfrentar o estresse e os desafios.

7 Estar alerta e concentrado para ter bom rendimento intelectual.

8 Estar tranquilo para tomar decisões não precipitadas.

2 Faça as pazes com sua cama. Você pode brigar com o mundo, mas se brigar com seu sono não terá saúde física, emocional, social ou mesmo espiritual. É simplesmente impossível ter qualidade de vida sem ter qualidade do sono. Se você desprezar seu sono, estará destruindo o reator da sua vida. Uma vida feliz começa com uma noite feliz, um sono restaurador.

3 Gastamos um terço da nossa vida dormindo. O sono é o encontro mais importante que temos conosco mesmos. É o período em que bilhões de células relaxam para reorganizar a energia para suportar as árduas batalhas da sobrevivência. Dormir não é perder tempo, mas achar o tempo.

4 É o estado em que os pensamentos desaceleram, a emoção se aquieta e o "eu" deixa o complexo estado de alerta consciente, que é ancorado na leitura de milhões de informações, para descansar e entrar na esfera inconsciente. Nesse estado, a energia psíquica, embora não pare de se transformar, entra em estado de relaxamento.

O sono e a saúde: consumindo energia cerebral além dos limites

5 Em minhas conferências, frequentemente, pergunto aos participantes se eles acordam cansados, se estão sem concentração e com sono diurno. Grande parte levanta a mão. Parece incrível, mas a qualidade de vida está tão ruim que as pessoas estão carregando seu corpo.

6 Embora sejam pessoas sérias, profissionais competentes, dormem mal, acordam fatigadas, têm a sensação de que não

dormiram. Bocejam durante o dia. Possuem uma mente inquieta. Facilmente perdem a concentração. A energia emocional é instável. Pequenas coisas dissipam sua frágil tranquilidade.

7 Pensar é bom, pensar demais é um problema. Muitos médicos, advogados e professores gastam energia excessiva pensando. Gastam tanta energia que, ainda que consigam dormir, o sono que possuem não é suficiente. Há pessoas que, devido à vida agitada e estressante que levam, precisam, não de oito horas bem dormidas, mas de nove ou dez.

8 Se um sono razoável pode ser insuficiente, imagine a debilidade física e mental que um sono ruim pode causar. As doenças psíquicas são desencadeadas e expandidas quando a insônia golpeia a personalidade. As crises depressivas e ansiosas são normalmente precedidas e perpetuadas pela insônia.

9 Em alguns casos, a depressão se apresenta com excesso de sono. Nesse caso, o excesso de sono pode ser tanto uma fuga dos estímulos estressantes diários como uma tentativa desesperadora do cérebro de repor a energia gasta pela hiperprodução de pensamentos negativos.

10 Dependendo da qualidade do seu sono, você será uma pessoa agradável, tolerável ou insuportável. Se você anda explosivo ou impulsivo, reflita sobre a qualidade do seu sono. As pessoas insones irritam-se até com a sua sombra. Não suportam as tolices dos outros, falhas ou erros repetidos.

11 Se a falta de um sono restaurador abala a inteligência e a serenidade dos adultos, imagine o que pode causar nos jovens. A juventude mundial tem dormido pouco e mal. Isso é muito grave.

12 Os jovens que ficam até de madrugada na Internet poderão pagar caro a conta psíquica. Poderão se tornar inseguros, ansiosos, mal-humorados, sem metas, sem garra. Navegue na Internet, mas não afunde. Administre seu tempo.

13 Há pessoas que dormem pouco e se recuperam facilmente. O privilégio que possuem pode se transformar em desvantagem no futuro se elas não treinarem dormir o suficiente. Embora cada pessoa tenha uma necessidade, devido à agitação do mundo moderno, nós preconizamos que se durma oito horas diárias. Nos finais de semana, deveríamos dormir uma ou duas horas a mais. Repito, o sono é o reator da vida.

14 Faça exercícios físicos diários ou três vezes por semana durante pelo menos meia hora. Os exercícios, além do bem físico, liberam a endorfina, que é um calmante natural, que relaxa e promove o sono.

15 Evite comer antes de dormir. O metabolismo em ação pode dificultar o sono. Leia um bom livro antes de ir para a cama. A leitura desacelera o pensamento, aquieta as águas da emoção e induz o sono.

16 Se tiver insônia, relaxe e pense em imagens ou situações tranquilas. Não pense naquilo que o perturba. Faça isso durante alguns minutos. Se não conseguir dormir, saia da cama. A insônia rebelde é alimentada quando ficamos na cama. Volte a ler um livro ou faça uma tarefa suave. Espere o sono chegar.

17 Se tiver insônia total por um ou dois dias é bom procurar um médico. Se for necessário, seu médico indicará um tranquilizante ou indutor do sono por tempo determinado. Não se esqueça de que dormir um bom sono é ter um caso de amor com você.

Não leve seus inimigos e problemas para a sua cama!

18 Um dos maiores crimes que uma pessoa pode cometer contra ela mesma é levar seus problemas para sua cama. Há pessoas que dormem e acordam pensando em problemas. Você deve educar sua emoção e seus pensamentos para resistir a essa invasão em seu sono. Não traia sua paz.

[19] A vida é uma batalha e a cama é o único lugar onde deve reinar a trégua absoluta. O sono é o único lugar em que deve haver paz incondicional, mesmo que o mundo esteja desabando.

[20] Muitos têm pesadelos ou uma produção de imagens e pensamentos agitados durante o sono porque não conseguem aquietar-se e soltar-se. O dia-a-dia é tão atribulado que uma guerra se instala em um espaço que deveria ser um sagrado leito de paz.

[21] Algumas pessoas têm atritos ou decepções com os outros com facilidade. Pensam demais em todas as injustiças que lhes fizeram. Repetem e remoem as cenas que as feriram. Imaginam respostas que deveriam ter dado e não deram. Assim, levam seus inimigos para debaixo do lençol, e, pior ainda, para o teatro da sua mente. Vivem um teatro de terror.

[22] Fica mais barato não esperar muito das pessoas e perdoá-las, mesmo que elas não mereçam. Faça isso por você. Os inimigos que não perdoamos dormirão em nossa cama e perturbarão o nosso sono...

O MESTRE DOS MESTRES DA QUALIDADE DE VIDA

Conquistando um sono profundo em situações estressantes

[23] Jesus era um homem tão calmo que dormia até em situações estressantes. Seus discípulos eram especialistas em barcos e mar. Eles estavam acostumados a tempestades e mau tempo. Jesus era um carpinteiro. O mar devia lhe causar náuseas. Embora não estivesse acostumado à voragem do mar, sua paz

interior exalava um perfume até num mar agitado. Qualquer lugar servia para ele repousar.

24 Certa vez, seus discípulos estavam num barco junto com ele. Já estive no mar num pequeno barco. Nunca passei tão mal. Uma súbita tempestade abateu o pequeno e instável barco de Jesus. A tormenta era tão grande que seus discípulos entraram em desespero.

25 O Mestre deveria estar vomitando ou, no mínimo, assaltado pelo medo. Mas, para a surpresa dos peritos em mar, ele dormia tranquilamente. Ao acordar, ele censurou o desespero deles. Indicou que o "eu" deles era inseguro, de pequena fé, controlado pela ansiedade, sem domínio próprio. Quando o "eu" sucumbe à ansiedade, a emoção fica mais agitada do que o mar.

26 Quantos de nós não fazemos das pequenas tempestades grandes tormentas? Quantas vezes um pequeno pensamento negativo ou uma ofensa foi capaz de agitar nossa emoção?

27 Outra vez, ele fez uma referência interessantíssima à sua falta de privilégio social. Disse que as raposas tinham seus covis e as aves do céu, seus ninhos; mas ele não tinha onde reclinar a cabeça.

28 Ele tinha tão pouco, nem mesmo um lugar para dormir, mas onde conseguia reclinar sua cabeça, dormia. Dormia em qualquer ambiente e em qualquer situação. Por que tinha tal capacidade?

29 Porque não gravitava em torno dos seus inumeráveis problemas. Era rejeitado, enfrentava risco de apedrejamento, de ser preso, mas era livre dentro de si. Não fazia da sua mente um depósito de preocupações. Não gastava tempo reclamando, mas agradecendo.

30 Além disso, tinha de lidar com a miséria física e emocional de milhares de pessoas que sofriam e diariamente o procuravam. Ajudava a todas, mas não vivia a dor delas. Amar e ajudar as pessoas são atitudes saudáveis, viver a dor delas como se fosse

nossa é uma atitude doente. Ele sabia se proteger. Fazia tudo com prazer. Tinha noites maravilhosas.

O mestre do perdão

31 A vida social é uma fonte de prazer e um mercado de estresse. Ter amigos, filhos, colegas de trabalho, companheiros de esportes irriga a emoção com alegria, mas, frequentemente, causa também sofrimentos. Pontos de vista distintos, atitudes egoístas, rejeições, reações agressivas fazem parte do caldeirão de emoções das relações sociais.

32 Não é possível viver em sociedade isento de riscos. Viver com milhares de animais não nos expõe a frustrações, mas, se vivermos com um ser humano, é impossível evitá-las, por mais saudável que seja a relação. Jesus sabia da complexidade das relações humanas. As características de sua personalidade eram uma verdadeira enciclopédia sobre como ter qualidade de vida vivendo em sociedade.

33 Vou citar algumas delas que o tornaram o Mestre dos mestres das relações sociais:

1- Tinha prazer intenso no convívio social.

2- Doar-se para os outros regava sua vida com sentido.

3- Não esperava o retorno das pessoas.

4- Sabia que todos perdiam a paciência e a coerência nos focos de tensão.

5- Tinha consciência de que os fortes compreendem e os frágeis condenam.

6- Amava as pessoas independentemente dos seus erros.

7- Apaziguava a sua emoção por usar a arte do perdão.

34 Há muito que se falar sobre cada uma dessas características, mas gostaria de comentar aqui a arte do perdão. A arte do perdão está relacionada às demais características. Ela é uma ferramenta

que poucos sabem usar. Psiquiatras e psicólogos tornam áridos os solos da sua psique porque não são treinados a desenvolver na faculdade essa preciosa arte.

35 Tratei de vários psicólogos que sofriam intensamente devido aos seus conflitos sociais. Esperavam muito dos outros, não sabiam apaziguar sua emoção. A primeira pessoa a se beneficiar do perdão é aquele que perdoa e não aquele que é perdoado.

36 Jesus não levava para o teatro da sua mente seus conflitos sociais. Ele divulgava e vivia a arte do perdão. Ninguém era seu inimigo, ninguém lhe roubava a paz. Como ele conseguia perdoar pessoas tão injustas e ser livre?

37 O seu segredo era que ele primeiramente compreendia e depois perdoava. Não perdoava por perdoar. Perdoava porque compreendia as misérias psíquicas ocultas das pessoas que o feriam.

38 Para ele, os agressivos, impulsivos, discriminadores, eram violentos consigo mesmos, escravos dos seus conflitos. Perdoava sem esforço. Aquietava sua emoção, liderava seus pensamentos e dormia tranquilo no terreno das rejeições e das mágoas. Se muitos psiquiatras e psicoterapeutas voltassem ao túnel do tempo e tivessem a oportunidade de ser treinados pelo Mestre dos mestres, tornar-se-iam profissionais muito melhores do que são hoje.

39 Quem não resolve seus sentimentos de culpa alimenta sua ansiedade, quem não resolve suas frustrações destrói sua tranquilidade. Se você não enxergar o que se esconde por detrás dos seus erros, será intolerante e autopunitivo, não aceitará seus erros, exigirá demais de si mesmo. Se você não compreender o que se esconde por trás das falhas dos outros, desistirá deles. Para perdoar não basta amar, é preciso pensar e compreender.

40 Ao morrer na cruz, o Mestre da vida disse: "Pai, perdoa-os porque eles não sabem o que fazem". Ele desculpou seus carrascos, porque compreendeu que eles eram escravos do sistema social. Foi livre até enquanto morria. Que homem é esse que demonstrou qualidade de vida emocional até quando seu corpo agonizava? Sua psicologia era profunda. O amor, a compreensão e o perdão teciam a sua alma.

41 Qual é a maior vingança contra uma pessoa que o decepcionou? É compreender sua fragilidade e perdoá-la. Perdoe-a e você ficará livre dela. Odeie-a e ela dormirá com você e perturbará seu sono.

42 Saiba que por detrás de uma pessoa autoritária se esconde uma pessoa frágil. Por detrás de uma pessoa agressiva se esconde uma pessoa infeliz. Surpreenda-as, elogie-as, perdoe-as. Dentro das pessoas mais complicadas há uma criança que precisa de atenção e carinho.

Painel I

Pontos sugeridos para reflexão e discussão:

(Não tenha medo de trocar experiências, chorar e contar suas dificuldades.)

1 - Não basta dormir, é preciso dormir com qualidade. O sono é o reator da vida. O seu sono tem sido reparador? Acorda cansado?

2 - Muitos vivem o dia como se estivessem numa batalha. Você se atola em atividades? Pensa excessivamente?

3 - O Mestre dos mestres dormia em situações estressantes, pois sabia se proteger. Ele perdoava compreendendo. Ajuda a todos, mas não vivia a dor deles. Sabia se proteger. Você sabe se proteger? Você é uma pessoa compreensiva ou impulsiva?

4 - A arte do perdão. A quem você não consegue perdoar? Você tem dificuldade de se perdoar? É muito exigente consigo mesmo?

Painel II

Exercícios para prática diária:

1 - Faça um relatório das características da lei "Ter um sono reparador", descritas no início deste capítulo, que você precisa sobreviver.

2 - Faça um relatório de pessoas que o frustraram e que você ainda não conseguiu perdoar, que o perturbam e, às vezes, afetam seu sono. Procure compreendê-las.

3 - Treine não levar problemas para sua cama. Não compre problemas que não sejam seus. Não carregue o mundo nas coisas. Você tem limites, não seja um super-herói. Colha um sono sereno por semear um dia tranquilo.

4 - Faça exercícios físicos regulares. Os exercícios físicos liberam endorfina no cérebro, que é um calmante natural que relaxa induz o sono.

5 - Faça leituras agradáveis antes de dormir. Evite se alimentar duas horas antes de se deitar se você tem transtorno do sono. Do mesmo modo, evite ligar a TV ou o computador meia hora antes de dormir.

Faça um relatório dos seus exercícios durante a semana. O que praticou e qual foi o resultado?

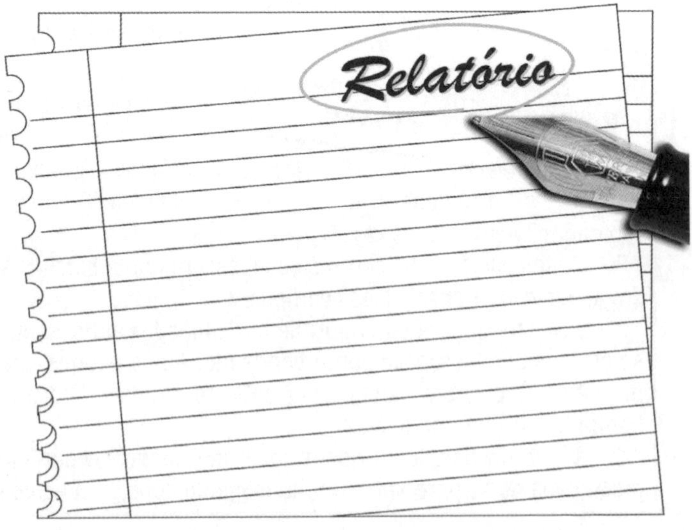

Capítulo 5

GERENCIAR OS PENSAMENTOS

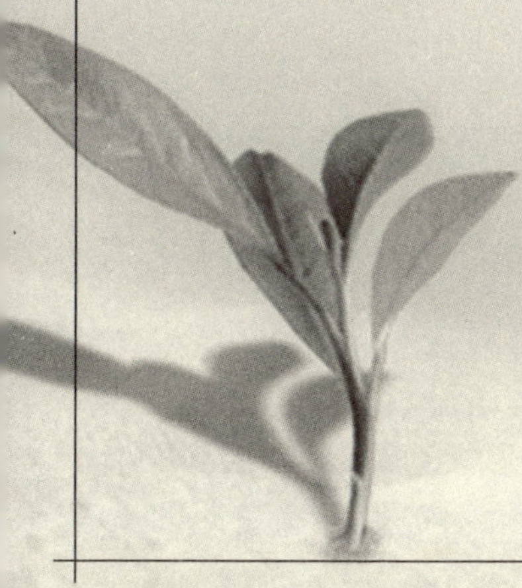

5ª
Lei da qualidade de vida

Quinta semana do PAIQ

Gerenciar os Pensamentos é:

1 Capacitar o "eu", que representa a nossa capacidade consciente de decidir, para ser ator principal do teatro da nossa mente. Sair da plateia e dirigir o *script* da vida.

2 Ser livre para pensar, mas não escravo dos pensamentos. É ser senhor e não servo dos pensamentos.

3 Governar a construção de pensamentos que debilitam e bloqueiam a inteligência.

4 Exercer domínio sobre os pensamentos que produzem transtornos psíquicos.

5 Exercer a liderança de si mesmo para ser um líder social e profissional.

6 Deixar de ser espectador passivo das ideias negativas.

7 Não gravitar em torno dos problemas do passado nem do futuro.

8 Ter uma mente relaxada, tranquila, com pensamentos não agitados.

[2] Essa lei da qualidade de vida é um dos pilares mais importantes de uma vida saudável. O mundo dos pensamentos pode se tornar uma fonte de deleite ou de terror para o ser humano. [3] Uma das áreas mais complexas da psicologia é entender que a construção de pensamentos é multifocal e não unifocal. De acordo com a teoria da Inteligência Multifocal, isso significa que não apenas construímos pensamentos porque queremos construí-los conscientemente, enfim, pela decisão do "eu". Existe uma rica produção de pensamentos produzida por três outros fenômenos inconscientes: Gatilho da Memória (autochecagem), Fenômeno do Autofluxo e Janela da Memória.

[4] O "eu" é ou deveria ser o ator principal do teatro da nossa mente e esses três fenômenos são atores coadjuvantes. O maior desafio do "eu" é sair da plateia e liderar o palco. Vejamos!

Três atores coadjuvantes

[5] GATILHO DA MEMÓRIA. É o fenômeno que faz com que cada imagem ou som seja interpretado imediatamente, em milésimos de segundos. Por exemplo, as imagens das pessoas e dos objetos são identificadas não pelo "eu", mas pelo Gatilho. Por isso, esse fenômeno também é chamado de autochecagem da memória.

Elas são checadas e identificadas em meio a milhões de imagens na memória. Assim, temos consciência imediata dos estímulos exteriores. Sem esse fenômeno, o "eu" ficaria confuso, não identificaria as palavras, o rosto das pessoas, os sons do ambiente, a imagem de nossa residência.

Como o Gatilho da Memória pode nos prejudicar? Quando uma imagem ou som abre arquivos doentios e nos leva a ter medo intenso, bloqueios da inteligência, inseguranças, reações agressivas. Se nessas situações não gerenciarmos os pensamentos, ficaremos dominados ou paralisados por essas experiências negativas.

Certa vez, um aluno brilhante foi mal numa prova. Ele havia estudado, sabia a matéria, mas ficou tenso e não conseguiu recordar as informações. Ficou abalado e registrou essa frustração. Estudou mais ainda para a próxima prova. Quando chegou o dia, o Gatilho da Memória entrou em cena e abriu o arquivo que tinha medo de falhar.

Resultado? Não conseguiu abrir os demais arquivos que continham as informações que estudara. Teve uma ansiedade intensa e um péssimo rendimento intelectual. Toda vez que ia fazer uma prova era um drama. Perdera a confiança em si. Só conseguiu resgatá-la depois que resgatou a liderança do "eu", aprendeu a gerenciar seus pensamentos negativos e emoções tensas. São assuntos que estudaremos.

AUTOFLUXO. É o fenômeno que lê milhares de vezes a memória por dia e produz a grande maioria dos pensamentos do teatro da nossa mente. Produz os pensamentos que nos distraem, nos animam, nos fazem sonhar. Alguns viajam tanto no mundo das ideias que vivem distraídos, não se concentram. Sem esse fenômeno, morreríamos de tédio, solidão, angústia existencial.

11 A fonte das ideias produzidas pelo fenômeno do Autofluxo é a maior fonte de distração e entretenimento humano, mais do que a TV, esportes, literatura, imagens do ambiente, instinto sexual. Você gasta grande parte do seu tempo envolvido com o mundo dos seus pensamentos.

12 O problema é que na atualidade essa fonte se tornou a maior fonte de ansiedade, preocupação e terrorismo psicológico. Se não aprendermos a gerenciar a produção de pensamentos produzida pelo Autofluxo, poderemos viver numa prisão dentro do nosso próprio ser. Que pensamentos o perturbam?

13 JANELA DA MEMÓRIA. Esse fenômeno será estudado num capítulo posterior. Aqui, apenas comentarei que ele representa uma região da memória onde podemos ancorar, fixar a leitura e construir pensamentos, por isso também pode ser chamado de âncora da memória. Se a região onde se fixar a leitura for maravilhosa, poderemos produzir ideias fascinantes; se for doentia, poderemos produzir ideias dramáticas.

Conseqüências

14 A teoria da Inteligência Multifocal demonstra que, sem os atores coadjuvantes, o "eu" não se formaria. Não saberíamos quem somos, não teríamos identidade. Pois, antes de o "eu" começar a ter consciência de si mesmo, ele precisa de milhões de pensamentos arquivados na memória nos primeiros anos de vida. Quem produz esses pensamentos? Os três atores coadjuvantes citados há pouco.

15 Entretanto, a produção de pensamentos pode se tornar um grande vilão da qualidade de vida e da felicidade de quatro formas. Acredite: seus maiores inimigos não estão fora de você, mas dentro. Você pode se tornar o maior algoz de si mesmo.

[16]Cuidado! Pensar é excelente, mas pensar demais e sem qualidade pode ser um grande problema. Vejamos quatro formas do pensamento transformar nossa vida num canteiro de pesadelo.

1- Pensamento inquietante

[17]Nós não conseguimos parar de pensar. Quando não pensamos conscientemente, os outros três atores pensam sem desejarmos. Mesmo o mais profundo relaxamento não paralisa completamente a produção de pensamentos, apenas o desacelera. Pensar é saudável, o problema é pensar excessivamente e com ansiedade. Infelizmente, nossa mente tem se tornado uma fonte de preocupações.

[18]As pessoas vivem atormentadas com suas atividades. São mentes inquietas. Pensam nisso, pensam naquilo. Mal estão resolvendo um problema, outros dez aparecem no teatro das suas ideias. Alerte-se. Seus pensamentos inquietantes geram ansiedade e estressam o cérebro. Eles aniquilam cientistas, abatem religiosos, destronam reis.

[19]Muitas pessoas têm muitos motivos para sorrir, mas suas preocupações e ideias negativas as tornam ansiosas, irritadas e tristes. Não descansam. Vivem fatigadas. Às vezes, têm um caráter nobre, são especialistas em resolver problemas dos outros, mas não os seus. Não lideram seus pensamentos. Você sabe investir em si mesmo?

2- Pensamento acelerado

[20]Não apenas o conteúdo ruim dos pensamentos é um problema que afeta a qualidade de vida, mas a velocidade dos pensamentos também o é. Tudo se complica quando os pensamentos são acelerados. Mesmo se o conteúdo for positivo,

o aceleramento dos pensamentos gera um desgaste cerebral intenso, produzindo ansiedade e outros sintomas.

21 Uma das grandes descobertas da teoria da Inteligência Multifocal é que a velocidade excessiva do pensamento provoca uma importante síndrome: SPA – síndrome do pensamento acelerado. Você sabe quantas pessoas têm essa síndrome? A maior parte da população das sociedades modernas. Bilhões de pessoas.

22 Nós podemos acelerar tudo no mundo exterior com vantagens: os transportes, a automação industrial, a velocidade das informações nos computadores; mas nunca a construção de pensamentos. Infelizmente, mexemos na caixa preta da inteligência humana com grandes prejuízos.

23 O excesso de informações do mundo moderno, a competição no trabalho e a paranoia do consumismo são três grandes causas que têm estimulado excessivamente os três atores coadjuvantes no teatro da mente humana. Esses três fenômenos têm construído aceleradamente os pensamentos como em nenhuma outra geração, gerando a síndrome SPA.

24 A SPA tem vários níveis de gravidade. Em síntese, ela é caracterizada por ansiedade, insatisfação, esquecimento, falta de concentração, inquietação, cansaço físico exagerado (acordar cansado) e sintomas psicossomáticos (dor de cabeça, dor muscular).

25 Em mais de quarenta países estamos publicando livros para alertar a sociedade sobre essa "epidêmica" síndrome. Mas ainda estamos dormindo. Todos os professores no mundo sabem, embora não entendam a causa, que as crianças e os adolescentes de vinte anos para cá estão cada vez mais agitados, inquietos, sem concentração, sem respeito uns pelos outros, sem prazer de aprender. A causa é a SPA.

26 Grande parte das pessoas acorda cansada porque gasta muita energia pensando e o sono não consegue repor a energia

na mesma velocidade. Então, o cérebro começa a produzir uma série de sintomas psicossomáticos (vide o questionário na apresentação). Mas elas não ouvem a voz do seu corpo.

27 Nós descobrimos que os esquecimentos corriqueiros são um clamor positivo do cérebro nos avisando que a luz vermelha acendeu, que estamos sem qualidade de vida. Mas também não ouvimos esse grito. O esquecimento corriqueiro é uma proteção e não um problema como muitos médicos pensam. O cérebro bloqueia certos arquivos da memória como tentativa de diminuir o excesso de pensamentos produzidos pela SPA.

28 Pense nisso! Uma pessoa muito estressada e com a SPA pode gastar mais energia do que "dez" trabalhadores braçais. Sábio é o que faz muito gastando pouca energia.

29 De que adianta ser o mais eficiente profissional no leito de um hospital? De que adianta ser uma máquina de trabalhar se perdemos as pessoas que mais amamos, se não contemplamos o belo, se não temos uma noite maravilhosa?

30 As pessoas que têm um trabalho intelectual excessivo, como executivos, médicos, psicólogos, advogados, professores, estão desenvolvendo uma SPA mais intensa. As pessoas mais responsáveis estão profundamente estressadas. Quem quiser saber mais sobre esse assunto recomendo os livros *Treinando a emoção para ser feliz* e *Revolucione sua qualidade de vida*.

31 As pessoas que têm a SPA não se fixam muito no presente, geralmente estão viajando para o passado ou para o futuro, o que estrangula a tranquilidade e o encanto pela vida. Vejamos.

Viajantes que não se fixam no presente

32 Muitos vivem em função dos problemas do passado. Algumas pessoas remoem seus erros, suas falhas, suas inseguranças e se culpam intensamente. Como já comentei, a

culpa controla seu prazer de viver e sua liberdade. Elas perdoam os outros, mas, mesmo crendo em Deus, não se perdoam. O sentimento de culpa é útil para reconhecermos erros, mas não para nos martirizarmos e nos deprimirmos.

33 O pensamento antecipatório é outro grande ladrão da qualidade de vida. Geralmente quem tem a SPA faz o velório antes do tempo. Os problemas ainda não aconteceram, mas sofrem antecipadamente. Provavelmente, mais de 90% dos nossos pensamentos antecipatórios não se tornarão reais. Sofremos inutilmente.

34 Jovens se martirizam pela prova que farão; mães, por imaginar que suas crianças usarão drogas; executivos, por fantasiar a perda do seu emprego; adultos, por criar doenças que não possuem.

Como gerenciar os pensamentos?

35 Uma excelente técnica para gerenciar os pensamentos é fazer o D.C.D.* Em outros capítulos, abordarei outros detalhes sobre essa técnica.

36 O D.C.D. (duvidar, criticar, determinar) é uma técnica que estrutura e fortalece a liderança do "eu". Ela deve ser feita silenciosamente várias vezes por dia com emoção e coragem.

37 Ela se constitui de três pilares que são três pérolas da inteligência humana. A pérola da filosofia, que é a arte de duvidar. A pérola da psicologia, que é a arte da crítica. A pérola da área de recursos humanos, que é a arte da determinação.

38 Tudo em que você crê o controla. Duvide de tudo em que você crê e que o perturba. A dúvida é o princípio da sabedoria. Duvide de que você não consiga superar seus conflitos, suas dificuldades, seus desafios. Duvide das mentiras dos seus pensamentos negativos.

* Augusto Cury, *Treinando a emoção para ser feliz*, São Paulo, Academia de Inteligência, 2001.

39 Critique cada ideia pessimista, preocupação excessiva e pensamento antecipatório. Cada pensamento negativo deve ser combatido. Treine-se a não se perturbar pelo amanhã. Seu "eu" tem de deixar de ser passivo, tem de criticar seus pensamentos que induzem culpa e antecipação. Viva o presente e não o amanhã. Pense no amanhã o suficiente para se planejar.

40 Após duvidar e criticar, pratique o terceiro estágio da técnica do D.C.D. Determine ser alegre, seguro, forte. Determine não ser escravo dos seus conflitos. Decida ter encanto pela vida, contemplar o belo, lutar pelos seus sonhos. Proclame isso no palco da sua mente.

41 Não se esqueça de que determinar só tem efeito se primeiro você treinar a arte de duvidar e criticar. Caso contrário, determinar se tornará uma técnica de motivação superficial que não suportará o calor dos problemas da segunda-feira.

42 A falta de gerenciamento dos pensamentos pode produzir depressão, ansiedade e estresse. A escravidão foi abolida, a carga de trabalho diminuiu, os direitos humanos foram adquiridos. Por todas essas conquistas somadas ao conforto proporcionado pela tecnologia, dos veículos ao telefone, esperávamos que no século XXI tivéssemos a geração mais feliz e livre da história.

43 Nós nos enganamos. Devemos sempre nos lembrar de que nunca tivemos tantos escravos em sociedades livres. A educação nos ensinou a gerenciar máquinas, veículos, indústrias, casa, profissão, mas não a gerenciar os pensamentos.

44 Milhões de pessoas estão sofrendo neste exato momento porque não sabem que seu "eu" pode e deve sair da plateia e liderar seus pensamentos. Nem mesmo sabem que elas possuem três atores coadjuvantes no teatro da sua mente que podem produzir a maior fonte de prazer ou de terror da sua personalidade.

O MESTRE DOS MESTRES DA QUALIDADE DE VIDA

O Mestre do gerenciamento dos pensamentos

45 Jesus abalou a psicologia pela sua exímia capacidade de gerenciar seus pensamentos. Os estímulos estressantes e as pressões sociais que viveu desde a infância eram para transformá-lo numa pessoa irritada, impulsiva, sem controle das suas reações, mas sua mente era calma como uma lagoa plácida. Era tão tranquilo que talvez tenha sido a única pessoa na história que teve a coragem de convidar as pessoas a beber da fonte da sua mansidão. Somente alguém que é líder dos seus pensamentos pode ser tão sereno.

46 Toda pessoa que é marionete das suas ideias negativas vive como um mar agitado. Acena para a tranquilidade de longe, não consegue sentir seu aroma. Toda pessoa controlada por seus pensamentos negativos ou antecipatórios vive como uma folha desprendida da árvore, levada pelos ventos das circunstâncias, sem direção nem estabilidade.

47 O Mestre da vida sabia quando e como iria morrer. Como ele sabia disso? Não sabemos. Além disso, esse assunto entra na esfera da fé, e, portanto, a ciência se silencia. Entretanto, na investigação científica podemos dizer que mesmo essa fonte de estímulos estressantes não desgastou sua energia cerebral e debilitou seu corpo físico. Por quê?

48 Porque ele tinha consciência do amanhã, mas não gravitava em torno dele. Ele até nos vacinou contra a SPA, dizendo: “Basta a cada dia seu próprio mal”. Ele se recusava a acelerar seu pensamento e a sofrer por antecipação. Seu “eu” era o ator principal do teatro da sua mente. Ele vivia o presente.

49 Ele governava seus pensamentos, criticava silenciosamente as ideias que lhe assaltavam a paz. Só admitia pensar nos problemas futuros o suficiente para tomar consciência deles e se preparar para superá-los. Ele determinava viver apenas os problemas reais do presente. Sabia fazer uma faxina nos solos da sua mente. Você sabe fazer essa faxina?

O mestre da escola de pensadores

50 Jesus ensinou pessoas complicadas a serem uma fina estirpe de pensadores. Através das suas parábolas e das situações estressantes em que se envolvia, ele sabiamente estimulava seus discípulos a penetrar em seu mundo para serem líderes de si mesmos, líderes das suas ideias, seus medos, arrogâncias, inseguranças.

51 Se analisarmos com os olhos da psicologia os textos dos evangelhos, veremos que ele bombardeava de perguntas as pessoas que o circundavam. Por quê? Porque almejava que elas abrissem o leque da inteligência, pensassem antes de reagir, se questionassem, criticassem suas ideias e governassem sua psique.

52 Ele foi, sem dúvida, o maior formador de pensadores de que se tem notícia, mas não de pessoas coitadinhas, frágeis, sem direção e sem consciência crítica. Ele transformou a sua qualidade de vida num jardim, embora o mundo desabasse sobre sua cabeça e fosse cercado pelos vagalhões da discriminação. Quem foi esse homem desprezado pela ciência cuja sabedoria perturba os alicerces dos intelectuais?

53 Os jovens galileus que o seguiram, embora fossem incultos, ansiosos e descontrolados, aprenderam lições que reis, políticos e intelectuais não aprenderam. Ele os ensinou a reconhecer seus limites, a não ter medo das suas falhas e a enfrentar seus pensamentos.

54 Ele ainda os ensinou a ter sensibilidade e humildade para construir relações poéticas. Não queria produzir guerreiros, mas pessoas que pensassem e que amassem, que fossem capazes até de dar a outra face, não como gesto de fragilidade, mas de grandeza, para surpreender os incautos e estimulá-los a pensar.

55 Andar com ele era um convite para ser livre e líder. Líder de si mesmo. Seus íntimos entenderam que não adiantava mudar o mundo de fora se primeiro não mudassem o seu próprio mundo.

Painel I

Pontos sugeridos para reflexão e discussão:

(Não tenha medo de trocar experiências, chorar e contar suas dificuldades.)

1 - Gerenciar os pensamentos é ser livre para pensar e não escravo dos pensamentos. Seus pensamentos o perturbam? O que você pensa e que lhe rouba a paz?

2 - O sentimento de culpa assalta a tranquilidade. Algum sentimento de culpa o perturba? Você não consegue se perdoar por algo?

3 - O Mestre dos mestres treinava seus íntimos a ter uma mente tranquila e serena. Queria que vivessem somente os problemas reais do presente. Você sofre por antecipação? Perturba-se por coisas que não aconteceram?

4 - A SPA é uma das síndromes mais comuns da atualidade. Você sente que é afetado por ela?

Painel II

Exercícios para prática diária:

1 - Faça um relatório das características da lei "Gerenciar os pensamentos", descritas no início deste capítulo, que você precisa desenvolver.

2 - Faça um relatório sobre a qualidade dos seus pensamentos. Analise se você está com a SPA, se acorda cansado, está esquecido, com uma mente agitada, sem concentração.

3 - Tenha consciência dos atores coadjuvantes do teatro da sua mente. Mas não os deixe dominar o palco. Seu "eu" tem de ser o ator principal.

4 - Faça a técnica do D.C.D. (duvidar, criticar e determinar) diariamente e no silencioso palco da sua mente. Duvide de tudo que o controla e o perturba. Critique cada pensamento negativo. Determine o que você quer pensar e sentir. Seja líder de si mesmo.

5 - Treine não viver em função de problemas que não aconteceram.

6 - Faça microrrelaxamentos no trabalho, no trânsito, em casa.

Faça um relatório dos seus exercícios durante a semana. O que praticou e qual foi o resultado?

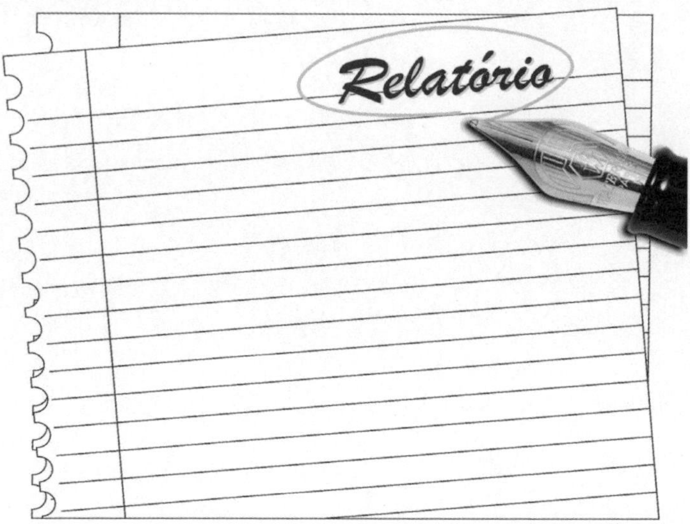

Capítulo 6

ADMINISTRAR A EMOÇÃO

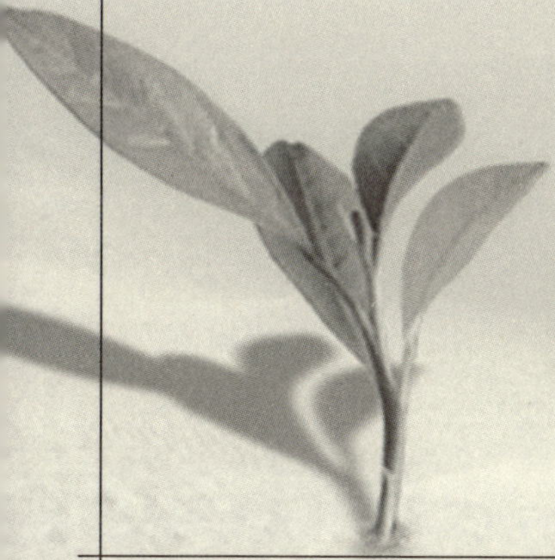

6ª
Lei da qualidade
de vida

Sexta semana do PAIQ

Administrar a Emoção é:

1. Submeter a emoção ao controle do "eu", ao governo da sabedoria.
2. Ser livre para sentir, mas não prisioneiro dos sentimentos.
3. Dar um choque de lucidez ou inteligência em nossos medos, angústias, ansiedade, humor triste, agressividade, impulsividade.
4. Desenvolver a mansidão, a tranquilidade, a tolerância.
5. Desenvolver a serenidade, a bondade, a gentileza.
6. Desenvolver a satisfação, o prazer de viver e o amor.
7. Superar as emoções que geram transtornos psíquicos.

8 Reciclar as emoções que bloqueiam a inteligência e nos fazem reagir sem pensar.

9 Ser jovem no único lugar em que não podemos envelhecer: no território da emoção.

10 Ser livre no único lugar em que não podemos ser prisioneiros.

2 A emoção pode gerar a mais rica liberdade ou a mais drástica prisão: o cárcere da emoção. Muitos vivem nesse cárcere. Embora a emoção deva ser administrada, é impossível dominá-la completamente.

3 Se você deseja ser uma pessoa rigidamente equilibrada, desista, não conseguirá. A emoção se transforma num processo contínuo. A alegria se alterna com a ansiedade, que se alterna com a tranquilidade, que se alterna com a apreensão. Todavia, flutuações bruscas revelam uma emoção doente.

4 Quem está num momento tranquilo e noutro explosivo não tem uma emoção saudável. Além disso, embora haja alternância dos sentimentos, uma emoção saudável tem períodos muito mais prolongados de prazer e tranquilidade do que de tristeza e ansiedade.

5 A emoção é mais difícil de governar do que os pensamentos. Ela é ilógica. Mas, por isso, é tão bela. Uma mãe nunca desiste de um filho, por mais que ele a decepcione. Um professor pode investir num aluno rebelde e relapso e sonhar que um dia ele vai brilhar.

6 Por ser ilógica, a emoção traz ganhos enormes, mas também grandes problemas. Uma ofensa pode estragar a semana. Uma crítica pode gerar insônia. Uma perda pode destruir uma vida. Um fracasso pode gerar um grande trauma.

Gigantes fora de si, frágeis dentro de si

7 Brilhantes estudiosos da psicologia, como Freud, Jung, Rogers, Skinner, Victor Frankl, Erich Fromm, Howard Gardner, produziram conhecimento em nobres áreas do conhecimento psicológico, mas não estudaram o resgate da liderança do "eu", os papéis da memória e sua relação com o processo de transformação da energia emocional. A teoria da Inteligência Multifocal pesquisou esses assuntos. Como comentei, seu objetivo não é competir com as demais teorias, mas agregá-las, abrir novas perspectivas para elas e trazer à luz novos conhecimentos.

8 Não há dois senhores: ou você domina, ainda que parcialmente, a energia emocional ou ela o dominará. No passado, embora sem nenhum conhecimento de psicologia, as pessoas saudáveis dominavam sua emoção pela capacidade intuitiva de contemplar o belo, ser autor da sua história, fazer das perdas lições de vida.

9 Hoje, a sociedade é tão estressante e competitiva que, se não desenvolvermos habilidade para administrar a emoção, o risco de se ter uma péssima qualidade de vida é enorme. Não corra esse risco.

10 Reis dominaram o mundo, mas não dominaram sua emoção. Generais venceram batalhas, mas perderam guerras no território da emoção. Foram prisioneiros da raiva, do ódio, do orgulho, da angústia (tristeza com sensação de aperto no peito). Se você não administrar sua emoção, será um barco sem leme, dirigido pelos elogios, aceitações, críticas, frustrações. Se os ventos sociais forem bons, você terá mais chances de chegar a bom termo. Se enfrentar tempestades, poderá afundar.

11 O modelo educacional das sociedades modernas está falido, pois desconhece essa lei fundamental da qualidade de vida. Os jovens são ensinados durante anos a resolver os

problemas da matemática, mas não seus problemas existenciais. São ensinados a enfrentar as provas escolares, mas não as provas da vida: as rejeições, as angústias, as dificuldades. São ensinados a conhecer as entranhas dos átomos, mas não seu próprio ser.

12 Deveríamos ter aprendido desde a infância que devemos e podemos administrar a emoção para contemplar o belo, libertar a criatividade, resgatar o sentido de vida, debelar o medo, dissipar a insegurança, controlar a agressividade. Muitos são marionetes do seu mau humor e estresse.

13 Administrar a emoção é o nosso grande direito. Direito de ser feliz, de ser livre das mágoas, de ter prazer de viver, de navegar com segurança nas turbulentas águas das relações sociais.

Como surgem as emoções e como administrá-las?

14 As emoções surgem das cadeias de pensamentos produzidas pelo processo de leitura da memória realizado em milésimos de segundos. Portanto, com exceção das emoções que são geradas pelo metabolismo cerebral e pelas drogas psicotrópicas, como tranquilizantes e antidepressivos, todas as demais experiências emocionais são frutos da leitura da memória e da produção de pensamentos conscientes e inconscientes.

15 Toda vez que você tem um sentimento, produziu, antes, um pensamento, ainda que não tenha percebido. Alguns acordam mal-humorados ou deprimidos, porque, antes de despertar, leram a memória, produziram cadeias de pensamentos perturbadores em seus sonhos que excitaram a emoção e geraram humor depressivo.

16 A tristeza ao entardecer segue o mesmo processo. A diminuição do ritmo de atividades sociais leva à introspecção, abre as janelas da memória, gera cadeias de pensamentos, gera a solidão.

17 O processo de construção de pensamentos e emoções é rapidíssimo, não temos consciência dele. No capítulo anterior vimos que o Gatilho da Memória abre um grupo de arquivos, que chamo de Janela da Memória, diante de um estímulo. Essa janela é lida, produz pensamentos que transformam as emoções. O som de uma música pode abrir uma janela da memória, produzir pensamentos que recordam doces experiências.

18 O grande problema do processo da leitura da memória, construção de pensamentos e transformação da energia emocional é que o "eu", que representa a capacidade de escolha, só toma consciência deles numa etapa posterior. Isso pode algemar sua liderança. Vejamos.

19 Ao assistir a um filme de terror, você (seu "eu") pode desejar não sentir medo, pois sabe que por detrás das cenas existem câmeras, diretor de imagem, assistente de produção, iluminador. Todavia, quando a porta começa a ranger, o Gatilho da Memória abre uma janela contendo seus medos do passado. Isso produz pensamentos inconscientes, que transformam a energia emocional. Tudo é realizado em frações de segundos.

20 Você prometeu que não queria sentir medo, mas o medo surgiu no teatro da sua mente antes que você conseguisse dominá-lo. Usando a figura do teatro, o maior desafio do "eu" é controlar, dissipar e administrar o medo e a ansiedade depois que eles surgem. Em qualquer experiência, os primeiros pensamentos e emoções surgem antes da consciência do "eu". O "eu" deve sair da plateia, entrar no palco e dirigir a peça dos pensamentos e emoções.

21 Podemos evitar que a peça se inicie se reeditarmos o filme do inconsciente ou construirmos janelas paralelas. Assunto que trataremos nos capítulos posteriores.

22 Você não acha incrível que nossa espécie sempre tenha feito guerras, cometido violências, assassinatos, atos de

suicídio? Por que fizemos isso se a vida é tão bela e tão breve? Um dos maiores motivos é que centenas de peças "teatrais" (experiências) encenam-se diariamente no palco da nossa mente sem a autorização do "eu". Outro grande motivo é que não fomos treinados a liderar nossas emoções e pensamentos.

23 Há pais que começam um pequeno atrito com um filho e não param mais. Ficam mais de uma hora discutindo o mesmo assunto. Há pessoas que sofrem uma injustiça no trabalho e ficam pensando e se angustiando. Há pessoas tímidas que, por terem de enfrentar uma reunião social, martirizam-se semanas antes. Essas pessoas maravilhosas ficam assistindo ao teatro de terror na sua mente sem fazer nada. Não sabem que o "eu" não é obrigado a viver tais pensamentos e emoções. Não sabem que podem virar a mesa no palco.

24 Para administrar a emoção, o "eu" deve praticar também a técnica do D.C.D. (duvidar, criticar, determinar). Deve rapidamente duvidar dos seus pensamentos perturbadores, duvidar do conteúdo doente das suas emoções. Deve questionar os motivos da sua reação, criticar sua ansiedade, exigir ser livre naquele momento. Enfim, deve usar a ferramenta do silêncio, se interiorizar e resgatar a liderança do "eu".

25 Se o "eu" não duvidar e criticar as peças teatrais doentes que se encenam na sua mente, ele vai ser sempre vítima das suas mazelas psíquicas e dos seus transtornos emocionais. Vejamos alguns deles:

Ansiedade e sintomas psicossomáticos

26 Ansiedade é um estado psíquico em que ocorre uma produção excessiva de pensamentos e emoções tensas. Os sintomas básicos são: irritabilidade, intolerância, insatisfação, instabilidade, inquietação, transtorno do sono e, às vezes,

sintomas psicossomáticos, como dor de cabeça, gastrite, tontura, nó na garganta, hipertensão arterial, queda de cabelo, dor muscular.

27 Os sintomas psicossomáticos surgem quando a ansiedade não é resolvida. Ela é transmitida para o córtex cerebral e vai procurar algum órgão de choque. No coração gera taquicardia; na pele, prurido (coceira); nos pulmões, falta de ar. Algumas pessoas têm mais facilidade para desenvolver esses sintomas do que outras.

28 Hoje sabemos que os transtornos psíquicos podem desencadear uma série de doenças físicas, de infarto a certos tipos de câncer. Nossa emoção pode se tornar um oásis para nossa vida ou uma bomba para nosso corpo. A escolha é sua. Administre-a.

29 Há uma ansiedade vital que é normal, pois nos anima a romper o conformismo, lutar pelos nossos sonhos, alimentar nossa curiosidade. Há outra destrutiva, que é crônica, intensa e bloqueadora. Que tipo de ansiedade você tem cultivado?

30 Há vários tipos de ansiedade: as fobias (medo desproporcional diante de um objeto fóbico), a síndrome do pânico (sensação súbita de que se vai morrer ou desmaiar), o transtorno obsessivo-compulsivo — TOC (ideias fixas acompanhadas, às vezes, de rituais ou comportamentos repetitivos), o transtorno de ansiedade generalizada – TAG (inquietação e irritabilidade acompanhada com frequência de sintomas psicossomáticos), o estresse pós-traumático (ansiedade que se sucede aos traumas físicos e psíquicos, tais como perdas de pessoas, perda de emprego, divórcio, acidentes).

31 Se uma dessas ansiedades envolvê-lo em alguma curva da vida, não se desespere. Ela pode ser superada. Nada é irreversível na psique humana. Treine administrar sua emoção, reciclar seu estilo de vida, atuar dentro de si mesmo.

Depressão: o último estágio da dor humana

32 Existem vários tipos de depressão. Depressão maior (pessoa que sempre foi alegre, mas por vários motivos, como perdas, frustrações, separação, pensamentos negativos, tem uma crise depressiva), depressão distímica (pessoa que sempre foi triste e pessimista desde a adolescência), depressão reacional (humor triste resultando de um trauma ou perda).

33 Em alguns casos de depressão, existe uma influência genética dos pais. Porém, não há condenação genética. Se os pais forem depressivos, os filhos podem se tornar alegres, sociáveis, empreendedores se aprenderem a gerenciar seus pensamentos, liderar sua emoção, contemplar o belo. As ferramentas do PAIQ podem dar uma importante contribuição para a superação das influências genéticas.

34 Muitos pacientes deprimidos são ótimas pessoas, mas não têm proteção emocional. Eles sofrem a dor dos outros, doam-se excessivamente, são hipersensíveis, uma ofensa causa-lhes um eco intenso. Os sintomas depressivos mais importantes são: desânimo, perda do prazer, diminuição da libido (prazer sexual), transtorno do sono e do apetite, ideias de suicídio, fadiga excessiva, ansiedade, isolamento social.

35 Nunca devemos pensar que a depressão é fingimento, fragilidade ou frescura. Quem pensa assim, além de ser injusto, está totalmente despreparado para a vida, tem facilidade de desenvolver grave depressão nas perdas e frustrações.

36 A depressão não é um estado de tristeza temporário, que dura horas ou dias. É uma doença. Se ela for importante, deve ser tratada por um profissional de medicina, de preferência, por um psiquiatra experiente. O tratamento com antidepressivos pode e deve ser complementado por uma psicoterapia.

37 A depressão leva o mais forte dos seres humanos às lágrimas. Ela representa o último estágio do sofrimento humano. Só conhece o seu drama quem já viveu esse tétrico espetáculo.

Risco de suicídio

38 Importante: Quando uma pessoa pensa em suicídio, na realidade, ela não quer matar a vida e sim sua dor. Filosoficamente falando, todo pensamento sobre a morte é uma manifestação da vida, pois representa o pensamento vivo pensando na morte e não a morte pensando em si mesma. Portanto, não existe ideia de suicídio pura como muitos psiquiatras pensam. Não existe consciência da inexistência.

39 Quem pensa em morrer tem, no fundo, fome e sede de viver. Está procurando desesperadamente destruir a angústia e não terminar com sua vida. Muitos dos meus pacientes deprimidos que pensavam em suicídio deram um salto na sua qualidade de vida ao descobrir que, na realidade, não querem morrer, mas viver. Saíram da plateia, aprenderam a resgatar a liderança do "eu". Deixaram de ser vítimas da sua miséria emocional.

40 Se você tiver parentes ou amigos com depressão e que estão sem coragem para viver, ouça-os sem criticar. Não lhes dê conselhos superficiais. Empreste-lhes seu coração. Diga a eles que são fortes, que têm uma grande fome e sede de viver. Encoraje-os a se tratar sem culpa.

41 Jamais devemos desistir da vida. Devemos enfrentar com humildade e ousadia as nossas perdas e decepções. Devemos diariamente criticar, confrontar, administrar nossas emoções doentias. Grite silenciosamente dentro de você.

42 A emoção doente ama pessoas passivas, mas a emoção saudável ama as pessoas que a lideram. Se você treinar

administrar sua emoção, depois de alguns meses o resultado será fabuloso. Você viverá mais tranquilamente. Terá mais encanto pela existência. A sensibilidade e a serenidade serão incorporadas paulatinamente em sua personalidade. Por isso, exercite ser o ator principal do teatro da sua mente.

O MESTRE DOS MESTRES DA QUALIDADE DE VIDA

43 Certa vez, no último dia de uma grande festa judaica, uma escolta de soldados procurava por Jesus Cristo. Ele tinha de ser preso e condenado rapidamente, pois contagiava a nação com seus discursos sobre o amor, o perdão e a tolerância. O movimento em torno dele era considerado um motim pela cúpula judaica e romana.

44 O clima era tenso. Os soldados designados para prendê-lo estavam ansiosos. Movimentos bruscos, olhares furtivos. Queriam identificar o homem que abalava o país com seus discursos inflamados.

45 Ele pediu para seus discípulos subirem sozinhos à festa. Depois ele subiria. Talvez pensassem que ele estivesse apreensivo. No período de maior calor emocional, ele penetrou no meio da multidão. O momento recomendava que dessa vez ele fosse discreto. Mas, quando todos pensavam que o medo o controlaria e a ansiedade o abateria, ele, mais uma vez, os surpreendeu. Levantou-se e fez um discurso que não apenas abalou os presentes, mas abala até hoje a psiquiatria e a psicologia modernas.

46 Fez uma apologia sobre a saúde psíquica. Encorajou aos brados que todos os que têm sede de qualidade de vida viessem a

ele e bebessem: "Quem tem sede venha a mim e beba". Gritou para milhares de pessoas que quem bebesse da sua fonte teria uma fonte inesgotável dentro de si mesmo de felicidade e tranquilidade.

47 Que homem é esse que discursava sobre o prazer de viver quando estava cercado pelos vagalhões do terror? Que homem é esse que em vez de reclamar das pressões e incompreensões sociais cantava recitais de alegria? Ele foi o mais excelente especialista em qualidade de vida.

48 Descartes, Kant, Hegel, Freud, Einstein e todos os brilhantes pensadores que pisaram nesta terra jamais tiveram coragem ou sequer pensaram em fazer um discurso como esse. Que psiquiatra teria coragem de fazê-lo?

49 Não há um psiquiatra que não atravesse os vales da ansiedade, decepções e humor triste. Não poucos deles, por trabalhar constantemente com as mazelas da psique, tornam árido seu encanto pela vida, perdem sua alegria e singeleza. Cuidam dos outros com maestria, mas se esquecem de cuidar dos solos da sua emoção.

50 Somente alguém tão resolvido e feliz é capaz de fazer um convite tão ousado! Somente alguém que é capaz de administrar sua emoção nos focos de tensão e não gravitar em torno da crítica e do estresse social é capaz de transitar suavemente pela vida. Não aceitava ser escravo do medo, do desespero, dos pensamentos negativos e nem das circunstâncias externas. Não abria mão de ser livre dentro de si mesmo.

51 Os soldados, ao ouvirem seu discurso, ficaram pasmos. Não conseguiram prendê-lo. Fascinados com sua sabedoria, foram embora de mãos vazias. Indagados pelos seus mandantes, disseram-lhes: "Nunca alguém falou como este homem!". Eles ficaram assombrados com sua atitude. Viram um homem sereno na terra do ódio. Contemplaram um grande líder, um líder da sua própria emoção.

52 Jesus discursava poeticamente sobre a alegria em ambientes onde não havia motivo algum para ser alegre. Discorria sobre o sentido de vida quando as causas revelavam que a vida era um peso estressante. Ele criava os motivos para ser feliz. Era livre para sentir.

53 Muitos têm motivos para se alegrar, mas são tristes e ansiosos. Não passam por privações sociais, têm uma boa família, amigos, dinheiro para viajar, mas são especialistas em reclamar. Não governam sua emoção, são governados por ela.

54 Uma emoção insatisfeita exige muito para ter pouco. Uma emoção saudável, como a de Jesus, faz muito do quase nada. Ele agradecia a areia do deserto e as gotas do oásis.

Enfrentando o caos da emoção

55 O Mestre dos mestres da qualidade de vida também atravessou o caos emocional. Logo antes de ser preso e morto, o jardineiro da vida estava no jardim do Getsêmani. Judas estava vindo com uma escolta de cerca de 300 soldados.

56 Nesse jardim, ele estava se preparando para suportar o insuportável. Ele teria de enfrentar, no dia seguinte, quatro julgamentos (nas casas de Anás, Caifás, Herodes Antipas e Pilatos) e, por fim, a crucificação.

57 Teria de suportar seu caos de maneira diferente de qualquer miserável que morrera crucificado. Teria de amar em vez de odiar, de perdoar em vez de condenar, de manter a serenidade em vez de ser controlado pela tensão. Quem conseguiria ter tais características? Quem seria líder em tais situações?

58 Como ele começou a se preparar? Ele entrou no anfiteatro dos seus pensamentos e no território da sua emoção e começou a gerenciar suas reações. Reviu todas as possibilidades da sua dor. Seu pensamento acelerou-se, sua emoção deprimiu-se.

Para surpresa dos discípulos que o achavam imbatível, ele disse que sua alma estava profundamente angustiada até à morte.

59 Os discípulos se abalaram mais ainda porque presenciaram seus sintomas psicossomáticos, como falta de ar e suor excessivo. Teve um sintoma raríssimo, que só ocorre no topo do estresse, hematidrose, suor sanguinolento. Mas, no instante que o volume de tensão era enorme, ele se levantou. Saiu, deixou de ser vítima da sua miséria, entrou no palco da sua mente e assumiu o papel de diretor da sua inteligência.

60 Nesse momento, ele se interiorizou e bradou altissonante ao seu Pai dizendo que queria fazer cumprir plenamente o seu projeto. Ele amava a humanidade e desejava se sacrificar por ela. Desejava resgatá-la e colocar a eternidade no coração humano. Seu projeto transcendental e a sua relação com seu Pai entram na esfera da fé, portanto, não é assunto deste livro.

61 O que é assunto deste livro é a sua ousadia de resgatar a liderança do "eu" no limite da ansiedade e angústia. É admirável: ele nunca perdeu o controle de si mesmo. Deixe-me destacar um fenômeno psicológico importantíssimo ocorrido nessa situação.

62 À medida que ele orava e clamava ao seu Pai, fazia um exercício psíquico de primeira grandeza. A sua mente havia se tornado um teatro de terror. Mas, em vez de ser passivo e se entregar ao desespero, ele levantou-se. Declarou solenemente que não queria ser escravo da sua emoção, prisioneiro dos seus pensamentos.

63 Em situações brandas deixamos nossos pensamentos e emoções nos pisotearem. Ele nunca se entregava. Mesmo chorando, taquicárdico e suando sangue, ele virou a mesa dentro do seu próprio ser. Duvidou da força do medo, criticou suas ideias perturbadoras e determinou ser livre. Ele saiu da plateia, entrou no palco e se tornou ator principal do teatro da sua mente. Fez, à sua maneira, o D.C.D.

64 Desse modo, governou com incrível maestria sua angústia depressiva e sua crise de ansiedade. Sua emoção se tranquilizou e sua capacidade de pensar voltou a ser livre. Somente isso explica as reações poéticas e gentis que ele teve quando Judas chegou. Mas esse é um assunto do próximo capítulo.

Painel I

Pontos sugeridos para reflexão e discussão:

(Não tenha medo de trocar experiências, chorar e contar suas dificuldades.)

1 - Administrar a emoção é ser livre para sentir, mas não algemado pelos sentimentos. É capacitar o "eu" para dissipar o medo, reciclar a ansiedade, superar a insegurança. Que tipo de emoção o perturba? Você é uma pessoa paciente ou impulsiva?

2 - A emoção é desencadeada pelos pensamentos. Você atua quando percebe que a irritação, a agressividade e o medo são disparados ou fica remoendo seus pensamentos e emoções?

3 - O Mestre dos mestres não era escravo das circunstâncias. Ele era capaz de convidar as pessoas para beber da sua qualidade de vida.Você é capaz de convidar quem ama a beber da sua tranquilidade e alegria? Você sofre por pequenas coisas? Tem proteção ou defesa emocional?

4 - Existem vários tipos de ansiedade e depressão. Você tem algum desses transtornos? Você tem coragem de abrir seu coração emocional para seus íntimos ou esconde a sua dor? Sabe procurar ajuda?

Painel II

Exercícios para prática diária:

1 - Faça um relatório das características da lei "Administrar a emoção", descritas no início deste capítulo.

2 - Faça um relatório sobre como está sua qualidade de vida emocional. Analise se você exige muito para ser feliz, se espera muito retorno dos outros, se é muito preocupado com o que os outros pensam de você, se pequenas ofensas o ferem muito.

3 - Faça um relatório se anda estressado, se tem sintomas psicossomáticos.

4 - Não fuja das suas dores emocionais, enfrente-as, encare-as, repense--as. Se fugir dos seus sofrimentos, eles se tornarão um monstro para você. Se enfrentá-los, serão superados, reciclados, domesticados como um animal de estimação.

5 - Quando somos abandonados pelo mundo, a solidão é superável; quando somos abandonados por nós mesmos, a solidão é quase incurável...

6 - Não faça da sua emoção uma lata de lixo dos seus problemas. Proteja-se.

7 - Pense antes de reagir diante das ofensas.

8 - Administre sua emoção para ter esperança, brindar à vida e contemplar o belo.

Não se esqueça de que o PAIQ pode lhe dar os tijolos, mas só você pode edificar. Ele pode lhe mostrar os lemes, mas só você pode navegar nas águas da emoção...

Faça um relatório dos seus exercícios durante a semana. O que praticou e qual foi o resultado?

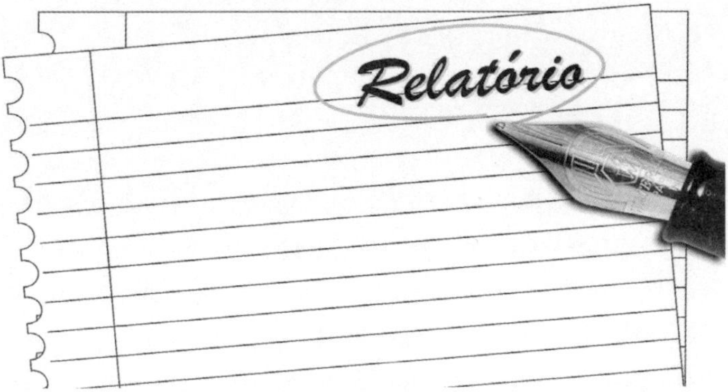

Capítulo 7

TRABALHAR OS PAPÉIS DA MEMÓRIA: REEDITAR O FILME DO INCONSCIENTE

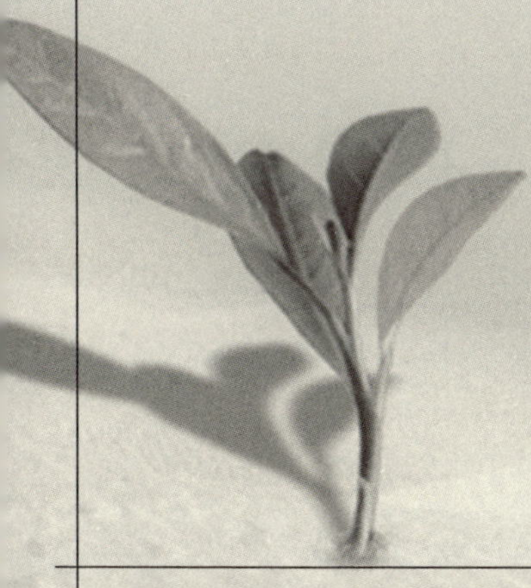

7ª
Lei da qualidade de vida

Sétima semana do PAIQ

Trabalhar os Papéis da Memória é:

1. Descobrir os fenômenos básicos da caixa de segredos da personalidade: o processo de registro, arquivamento e utilização das informações da memória.

2. Compreender a formação dos traumas e das zonas de conflitos inconscientes na memória.

3. Compreender o papel da emoção no processo de abertura do território de leitura da memória e na construção de cadeias de pensamentos.

4. Usar ferramentas para reeditar o filme do inconsciente.

5. Usar ferramentas para proteger a memória e filtrar os estímulos estressantes.

6 Não entulhar a memória de “lixo” psíquico e social.

7 Utilizar processos para expandir a arte de pensar.

8 Cultivar o mais importante solo da existência: o solo onde nascem o mundo das ideias e o universo das emoções.

2 Nossos erros históricos relativos à memória parecem coisa de ficção. Há milênios atribuímos à memória funções que ela não tem. Há graves erros no entendimento da memória tanto na psicologia como na educação. A ciência desvendou pouco os principais papéis da memória. A teoria da Inteligência Multifocal vem contribuir humildemente para corrigir algumas importantes distorções nessa área fundamental.

3 Milhões de professores no mundo estão usando a memória inadequadamente. O registro da memória depende da vontade humana? Muitos cientistas pensam que sim. Mas estão errados. O registro é automático e involuntário. A memória humana pode ser deletada como a dos computadores? Milhões de usuários dessas máquinas creem que sim. Mas é impossível deletá-la.

4 Precisamos compreender os papéis básicos da memória para encontrar ferramentas para poder expandir nossa inteligência, enriquecer nossas relações e reconstruir a educação. Eu farei uma abordagem sintética. Procurarei traduzir assuntos complexos numa linguagem simples e agradável.

1- O registro na memória é involuntário

5 Certa vez, um professor foi ofendido por um aluno. Sentiu que fora tratado desumana e injustamente. Queria excluir o aluno da sua vida. Fez um esforço enorme. Mas, quanto mais

tentava esquecê-lo, mais pensava nele. Ao vê-lo, sentia raiva. Por que não conseguia esquecê-lo? Porque o registro é automático, não depende da vontade humana.

6 Nos computadores, o registro depende de um comando do usuário. No ser humano, o registro é involuntário, realizado pelo fenômeno RAM (registro automático da memória).

7 Cada ideia, pensamento, reação ansiosa, momento de solidão, período de insegurança é registrado em sua memória e fará parte da colcha de retalhos da sua história existencial, do filme da sua vida. Diariamente, você planta flores ou acumula lixo nos solos da sua memória. Você tem plantado flores no secreto do seu ser ou acumulado entulhos?

8 Infelizmente, por desconhecermos os papéis da memória, não sabemos trabalhar o mais complexo solo da nossa personalidade. Tornamo-nos péssimos agricultores da nossa mente.

9 Quanto mais tentarmos rejeitar uma pessoa que nos perturbou, uma perda, uma rejeição social, mais ela será registrada, será lida e construirá milhares de pensamentos.

10 A melhor maneira de filtrar os estímulos estressantes não é tendo raiva, ódio, rejeitando-os ou reclamando deles, mas:

1- Entendendo-os

2- Criticando-os.

3- Enxergando-os multifocalmente, ou seja, por outros ângulos.

4- Usando-os como oportunidade para crescer.

5- Determinando não ser escravo deles.

2-A emoção determina a qualidade do registro

11 A emoção determina a qualidade do registro. Quanto maior o volume emocional envolvido em uma experiência,

mais o registro será privilegiado e mais chance terá de ser lido. Você registra milhões de experiências por ano, mas resgata frequentemente as experiências com maior conteúdo emocional, como as que envolveram perdas, alegrias, elogios, medos, frustrações.

12 Onde as experiências são registradas? Primeiramente, na MUC (Memória de Uso Contínuo), que é a memória utilizada nas atividades diárias, a memória consciente. As experiências tensas são registradas no centro consciente e, a partir daí, serão lidas continuamente. Com o passar do tempo, à medida que não são utilizadas com frequência, vão sendo deslocadas para a parte periférica da memória, chamada de ME (Memória Existencial). Veja dois exemplos.

13 Alguém acabou de elogiá-lo. Você registra na MUC. Leu diversas vezes esse elogio. No dia seguinte, você não o lerá tanto. Na semana seguinte, é provável que já não o leia mais. Entretanto, esse elogio não foi apagado, foi para o território inconsciente, para a ME. Continuará influenciando a sua personalidade, porém com menor intensidade.

14 Você acabou de dar uma conferência e perdeu o raciocínio no meio da preleção. Não conseguiu falar o que queria, estava nervoso. As pessoas perceberam sua insegurança. Você registrou essa experiência na MUC.

15 Se você conseguiu filtrá-la, através da crítica e da compreensão, ela foi registrada sem grande intensidade. Se não conseguiu proteger sua memória, ela foi registrada intensamente. Nesse caso, será lida com frequência, produzirá milhares de pensamentos angustiantes, que serão registrados, gerando uma zona de conflito, um trauma. Assim, ela não irá para a ME, ficará plantada na MUC como janela doentia. Trabalhe os papéis da memória para não formar zonas de conflitos!

16 A emoção não apenas determina a qualidade do registro das experiências, mas também o grau de abertura da memória. Emoções tensas podem fechar a área de leitura da memória (Janela), fazendo-nos reagir sem inteligência, por instinto. Mas esse importante assunto é tema de outra lei da qualidade de vida: a Mesa-Redonda do "Eu". Na ocasião, estudaremos as Janelas Killers, janelas que destroem a capacidade de pensar.

17 Em alguns momentos, entramos em janelas belíssimas e produzimos pensamentos que cultivam belas emoções; em outros, entramos em janelas doentias que promovem tormentos, angústias e desolações.

18 Você já notou que às vezes somos incoerentes diante de pequenos problemas e lúcidos diante de grandes? Nossas mudanças intelectuais não são promovidas pelo tamanho dos problemas externos, mas pela abertura ou fechamento das áreas de leituras da memória.

19 Pequenos problemas, como um olhar de desprezo ou a imagem de uma barata, podem gerar uma crise de ansiedade, a qual fecha áreas nobres da memória e impede, obstrui a inteligência.

20 Em alguns casos, o volume de ansiedade ou sofrimento pode ser tão grande que você reage sem nenhuma lucidez. Toda vez que tiver uma experiência que gera alta carga emocional ansiosa você tem de atuar.

21 Certa vez, presenciei um pai e um filho adolescente brigarem fisicamente na minha frente por um problema tolo. O motivo externo era pequeno, mas ele acionava as imagens monstruosas que um tinha do outro e que geravam grave intolerância e crise de ansiedade.

22 Nunca se esqueça de que você deve ser o autor da sua história. Gerencie seus pensamentos, administre sua emoção, duvide da sua incapacidade, questione sua fragilidade, veja as

coisas por múltiplos ângulos. Se não proteger a memória, não há como ter qualidade de vida.

23 Uma crítica mal trabalhada pode romper uma amizade. Uma discriminação sofrida pode encarcerar uma vida. Uma decepção afetiva pode gerar intensa insegurança. Uma falha pública pode gerar bloqueio intelectual. As brincadeiras em que certos alunos são chamados por apelidos pejorativos podem gerar graves conflitos.

3-A memória não pode ser deletada

24 Nos computadores, a tarefa mais simples é deletar ou apagar as informações. No homem, ela é impossível, a não ser por lesões cerebrais, como um tumor, trauma crânio-encefálico, degeneração celular.

25 Você pode tentar com todas as suas forças apagar seus conflitos, pode tentar com toda a sua habilidade destruir as pessoas que o machucaram, bem como os momentos mais difíceis de sua vida, mas não terá êxito.

26 Há duas maneiras de resolvermos nossos conflitos, traumas, transtornos psíquicos:

1- Reeditar o filme do inconsciente.

2- Construir janelas paralelas às janelas doentias da memória.

27 O segundo caso, construir janelas paralelas, será visto em outro capítulo. Aqui veremos como reeditar o filme do inconsciente. Reeditar os arquivos da memória é registrar novas experiências sobre as experiências negativas nos arquivos onde elas estão armazenadas.

28 Quando fazemos a técnica do D.C.D. no momento em que estamos num foco de tensão, nós produzimos novas

experiências que são registradas no local em que as experiências doentias estavam armazenadas.

29 Se uma pessoa impulsiva, que agride seus íntimos por qualquer coisa, duvidar continuamente do pensamento de que não consegue superar sua impulsividade, criticar sua agressividade, compreender que ela fere muito quem ama e determinar constantemente ser tolerante, após três meses de treinamento e aplicação diária da técnica do D.C.D., ela reeditará o filme do inconsciente.

30 Ela será mais calma, dócil, mansa. Poderá ainda ter reações impulsivas, mas com menos frequência e intensidade. Um dos papéis mais inteligentes do "eu" como autor da sua história é reescrever seu passado, reeditar o filme do inconsciente. Não é fácil mudar, reorganizar ou transformar a personalidade, mas é possível. Depende de treinamento, perseverança, meta e reeducação.

31 Há outros importantes papéis da memória que não abordarei neste livro.

Cuidar da memória é cuidar do futuro da qualidade de vida

32 Muitos se preocupam com o que é registrado nos arquivos dos seus computadores, mas raramente se preocupam com as mazelas arquivadas em sua memória. Achamos que, pelo fato de não nos recordarmos de uma experiência negativa, ela foi embora.

33 Como nos enganamos! Não temos consciência do deslocamento das experiências da memória consciente (MUC) para a memória inconsciente (ME). Tudo aquilo de que você não recorda ainda faz parte de você.

34 Não compreendemos que estamos formando bairros doentios na grande cidade da memória, contaminando seu

ar, esburacando suas ruas, destruindo sua iluminação. Não se esqueça dessa figura. Pouco a pouco podemos perder saúde emocional se não filtrarmos os estímulos estressantes, reeditarmos o filme do inconsciente e protegermos a memória.

35 É possível ter uma vida adulta infeliz, mesmo tendo tido uma infância feliz. Mas também é possível, através do gerenciamento dos pensamentos e das emoções, ter uma vida adulta saudável, mesmo tendo tido uma infância traumática.

36 Há ricos que vivem miseravelmente e há miseráveis que fazem de cada dia um novo dia. Eles não possuem roupas de marca, carros luxuosos, casa na praia, mas sua memória é um jardim onde brotam espontaneamente ricas emoções e belos pensamentos. Seus invernos são curtos e suas primaveras são longas.

37 Se você quiser trabalhar os papéis da memória com sabedoria, precisa viver as demais leis da qualidade de vida do PAIQ. Creio que você está entendendo que uma lei depende da outra. Decida mudar seu estilo de vida se ele for estressante, gaste tempo contemplando as pequenas coisas da vida, liberte sua criatividade, treine colocar seus pensamentos debaixo do seu controle, dê um choque de lucidez na sua emoção.

38 Se fizer isso, seus dias serão felizes; mesmo atravessando seus desertos, suas manhãs serão irrigadas pelo orvalho, seu sorriso será espontâneo e prolongado...

O MESTRE DOS MESTRES DA QUALIDADE DE VIDA

39 Jesus atingiu patamares espetaculares de gentileza e mansidão. Ele nunca pediu conta dos erros das pessoas. Nunca inquiriu das prostitutas, dos coletores de impostos, dos da terceira idade ou dos jovens seus erros, suas falhas, seus fracassos.

40 Nenhuma pessoa o decepcionava a tal ponto que ele desistisse dela. As ofensas, as críticas, as agressividades, as traições, as negações, as rejeições não eram depositadas como lixo na sua memória. Sua paz valia ouro. Quanto vale a sua paz?

41 Vamos analisar um dos fenômenos sociais mais conhecidos da história, a traição de Judas, e desvendar como Jesus trabalhou com os papéis da memória, como filtrou os estímulos estressantes em situações-limite e como ajudou seus discípulos a desenvolver a arte de pensar.

42 O Mestre dos mestres, ao longo da sua caminhada, recebia pequenas quantias de dinheiro para seu sustento e dos jovens que o acompanhavam. A quem ele confiou a bolsa que continha esse dinheiro? A Judas. Ele era ingênuo ao dar essa atribuição a Judas? De modo algum. Ele conhecia o caráter frágil do seu discípulo, mas nunca desistiu dele. Por quê? Ele não tinha medo de ser roubado por Judas, mas de perdê-lo.

43 Sua atitude revela que ele tinha metas claras para seus discípulos. Trabalhar neles a solidariedade, a arte de pensar, o amor mútuo era mais importante do que todo o dinheiro do mundo. Ele desejava que Judas revisse a sua história enquanto cuidava das finanças do grupo. Judas era o mais culto dos discípulos, mas era o menos preparado para a vida.

44 O desprendimento de Jesus indica uma excelente proteção da sua memória. Não ficava remoendo pensamentos negativos em relação ao seu discípulo e contaminando sua memória. Ele sabia que quem é desonesto rouba a si mesmo. Rouba o quê? Rouba sua tranquilidade, sua serenidade, seu amor pela vida. Queria que Judas aprendesse a pensar antes de reagir e valorizasse o que ele, o Mestre, mais amava.

45 O maior erro de Judas não foi a traição a Jesus, foi sua incapacidade de reconhecer suas limitações. Foi não aprender a ser transparente e perceber que seus maiores problemas estavam

dentro dele mesmo. Ele acumulava entulhos na sua memória, principalmente nos últimos meses antes de trair Jesus.

46 No começo, ele estava fascinado com o poder e a eloquência de Jesus, mas pouco a pouco se frustrou com ele, pois Jesus não tomava o trono político. Ele não entendeu que Jesus queria o trono do coração humano. Trono esse que só poderia ser conquistado com liberdade, sabedoria e amor.

Fascinando intelectuais

47 As atitudes de Jesus deixam fascinados os intelectuais lúcidos. Na última ceia, Jesus anunciou a sua morte e disse, com o coração partido, que um dos discípulos o trairia. Abalados, todos queriam o nome do traidor. Mas Jesus nunca expunha publicamente os erros das pessoas. E você, expõe os erros dos seus filhos, colegas de trabalho e outras pessoas publicamente?

48 A melhor maneira de bloquear o crescimento de uma pessoa é fazê-la passar por vexame em público. Jesus não daria o nome do traidor, protegeria Judas. Eles insistiram. Então, mostrando uma humanidade admirável, em vez de acusar Judas, deu um pedaço de pão a ele. O traidor queria golpeá-lo, mas o Mestre dos mestres queria saciá-lo. Sabia que ele tinha fome de paz.

49 Ninguém percebeu o que se passava, apenas Judas. Em seguida, mais uma vez, ele demonstrou uma força e serenidade brilhante como o sol. Disse sem temor a Judas: "O que pretendes fazer, faze-o depressa".

50 Ele não o criticou, não o pressionou, não o controlou. Teve a ousadia de dizer que se Judas quisesse traí-lo, poderia fazê-lo e depressa. Nunca na história alguém teve uma atitude tão altruísta com seu traidor. Mais uma vez eu afirmo: ele não tinha medo de ser traído por Judas, tinha medo de perdê-lo.

51 Ao dar-lhe um pedaço de pão em vez de agredi-lo e ao encorajá-lo a tomar livremente a atitude que quisesse, ele estava gritando docilmente para que Judas repensasse sua história, protegesse sua memória e se tornasse líder de si mesmo.

52 Stalin matou milhões de pessoas. Foi um dos maiores carrascos da história. Dentre suas vítimas, estavam dezenas de amigos. Por quê? Porque tinha paranoia: ideia de perseguição associada à insensibilidade, incapacidade de sentir a dor dos outros. Era um homem grande por fora, mas pequeno por dentro.

53 O simples fato de suspeitar que seus amigos o estavam traindo era suficiente para condená-los e fazê-lo declarar publicamente que eram traidores. Ele dominava a mente e o destino das pessoas.

54 Infelizmente, em grau menor, mesmo pessoas éticas querem controlar as pessoas. Desejam que elas gravitem em torno de si. Jesus era diferente. Mesmo sabendo que iria ser traído por Judas e negado por Pedro, liderou seus pensamentos, administrou sua emoção, protegeu a sua memória e deu plena liberdade a eles.

55 No ato da traição, houve mais uma prova de que Jesus estava tramando reconquistar Judas. Judas chegou com uma grande escolta. Estava nervoso e ofegante. Precisava identificá-lo naquela noite escura e fria. Embora fosse trair o Mestre dos mestres, sabia que ele era profundamente dócil. Bastava um beijo para identificá-lo. Então, tomou a frente da escolta e foi beijá-lo.

56 Você se deixaria beijar por seu traidor? Muitos nunca mais conversaram com seus amigos depois de uma decepção. Jesus se deixou beijar. As atitudes incomuns de Jesus continuaram. Ele fitou seu traidor e disse-lhe: "Amigo, para que vieste? Com um beijo trais o Filho do homem?".

57 Não se tem notícia na história de que um traidor tenha sido tratado com tanta gentileza. Nunca o amor chegou

a patamares tão altos. Ele chamou seu traidor de amigo. Não mentiu. Como o mais fiel e consciente dos homens, ele cumpriu sua palavra ao extremo. Ele havia dito no Sermão do Monte que deveríamos dar a outra face aos inimigos e amá-los. Ele amou Judas, deu a outra face a ele no limite superior da frustração.

58 Somente alguém que tem uma saúde emocional excepcional e uma força psíquica imbatível é capaz de tomar essa atitude. Nenhum psiquiatra chegou perto dessa maturidade. Freud baniu da família psicanalítica quem pensava diferente de suas ideias. Jesus incluiu seu traidor, atraiu-o para si e procurou proteger sua emoção e sua memória. Queria conquistar Judas e evitar que ele se suicidasse.

Somos traidores da nossa qualidade de vida

59 Quem analisa esses fatos sob o ângulo da psicologia e psiquiatria tem de se dobrar diante da sua grandeza. Há menos de uma hora o Mestre da vida estava no extremo do estresse, agora ele estava no extremo da inteligência.

60 Jesus golpeou a ambição de Judas. Nunca alguém amou tanto, incluiu tanto, apostou tanto, deu tantas chances a pessoas que mereciam tão pouco. Infelizmente, Judas não conseguiu entender a linguagem do seu mestre.

61 Ele, através do fenômeno RAM, registrou de maneira intensa sua traição nos solos da sua memória. Saiu de cena perturbado. Percebeu a incompreensível amabilidade de Jesus, mas não se deixou ser alcançado por ela. O que é pior, ele começou a gravitar em torno da zona de conflito (Janela Killer, a ser estudada) que criou.

62 O fenômeno do Autofluxo começou a ler velozmente essa zona de conflito e produziu milhares de pensamentos sem

autorização do "eu", que, por sua vez, alimentou seu sentimento de culpa e o atormentou intensamente. Desse modo, o fenômeno do Autofluxo, que deveria gerar uma fonte de prazer, gerou um teatro de terror. Não foi autor da sua história, mas vítima dos seus erros. Infelizmente, contra o clamor de Jesus, ele desistiu de si mesmo.

63 Pedro não cometeu um erro menos grave do que o de Judas, mas deixou-se ser alcançado por seu mestre. Seus erros lapidaram a pedra tosca e produziram nele um diamante. Ele aprendeu com Jesus a ser compreensivo, amável e gentil com todas as pessoas, pois entendeu que a sabedoria de um ser humano não está em não errar, mas em usar seu erro como alicerce de crescimento.

64 Nesses anos todos, exercendo a psiquiatria e pesquisando os segredos da mente humana, descobri que não sabemos proteger a memória e, por isso, todos nós temos algumas atitudes de Judas em nosso currículo, ainda que inconscientemente. Quem não é traidor? Você pode nunca ter traído alguém, mas dificilmente não traiu sua qualidade de vida.

65 Quantas vezes você disse que seria uma pessoa mais paciente, mas uma ofensa o levou à ira? Você traiu a sua intenção. Quantas vezes você prometeu que amaria mais, sorriria mais, viveria mais suavemente, trabalharia menos, se preocuparia menos, mas não cumpriu sua promessa? Alguns traem seu sono, outros traem seus sonhos.

66 O Mestre da qualidade de vida tem muito a nos ensinar. Você está disposto a ser um pequeno aprendiz?

Painel I

Pontos sugeridos para reflexão e discussão:

(Não tenha medo de trocar experiências, chorar e contar suas dificuldades.)

1 - Precisamos conhecer os papéis da memória para ter ferramentas para proteger a caixa de segredo da nossa personalidade e filtrar os estímulos estressantes. Que papel da memória mais impressionou você?

2 - O registro da memória é automático, realizado pelo fenômeno RAM. Tudo que se passa no palco da nossa mente é registrado automaticamente. Todos os dias, plantamos flores ou acumulamos entulhos em nossa memória. Você sabia disso? Você tem se preocupado com o que é registrado em sua memória?

3 - A emoção determina a qualidade do registro. As experiências com maior volume de tensão são registradas privilegiadamente. Você procura trabalhar sua ira, raiva, ansiedade, frustração, para proteger sua memória?

4 - A memória não pode ser deletada, só reeditada. Você duvida dos pensamentos negativos, critica suas reações ansiosas e determina ser livre para reeditar o filme do inconsciente? Ou espera passivamente suas crises passarem?

5 - O Mestre do amor nunca desistiu de ninguém. Deu todas as chances aos que erraram, falharam, traíram, negaram e desprezaram sua qualidade de vida. Você dá novas chances para si mesmo? Sabe começar tudo de novo? Aposta nas pessoas que o desapontam?

Painel II

Exercícios para prática diária:

1 - Faça um relatório das características da lei "Trabalhar os papéis da memória", descritas no início deste capítulo, que você precisa desenvolver.

2 - Faça um relatório registrando se você filtra os estímulos estressantes, se protege sua memória ou permite que pequenas coisas lhe causem perturbações, angústias, ansiedade.

3 - Lembre-se de que uma lei da qualidade de vida depende da outra: contemple o belo, liberte a criatividade, gerencie os pensamentos e emoções; enfim, pratique essas leis para trabalhar adequadamente os papéis da memória.

4 - Atue nos traumas, conflitos, dificuldades internas, dos quais você tem consciência usando a técnica do D.C.D. Reedite o filme do inconsciente. Abra as janelas saudáveis da sua memória.

5 - Não seja passivo diante das ideias e reações emocionais que o perturbam. Enfrente e repense sua ansiedade, preocupação social excessiva, excesso de atividades, imagens mentais e pensamentos doentios. Seja autor da sua história. Eis sua grande meta!

Faça um relatório dos seus exercícios durante a semana. O que praticou e qual foi o resultado?

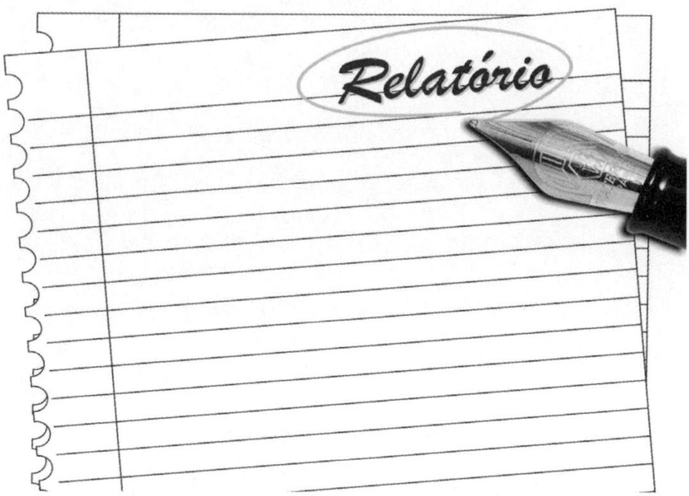

Capítulo 8

A ARTE DE OUVIR E A ARTE DE DIALOGAR

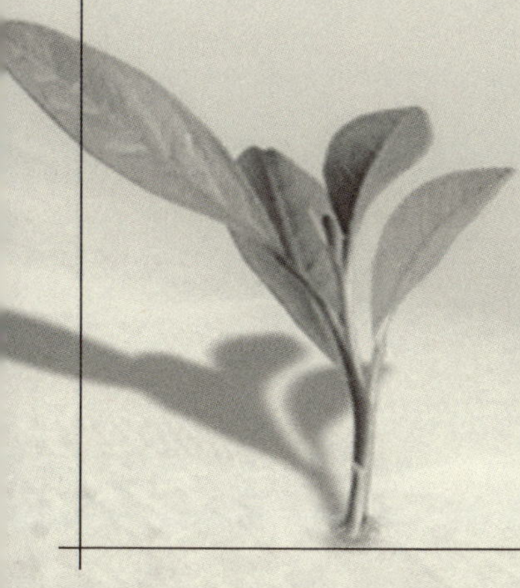

8ª
Lei da qualidade de vida

Oitava semana do PAIQ

A arte de ouvir é:

1. Arte de se esvaziar para ouvir o que os outros têm para dizer e não o que queremos ouvir.

2. A capacidade de se colocar no lugar dos outros e perceber suas dores e necessidades sociais.

3. Penetrar no coração psíquico e desvendar as causas da agressividade, da timidez, da angústia, dos comportamentos estranhos.

4. Interpretar o que as palavras não disseram e o que as imagens não revelaram.

5. Ter a sensibilidade para respeitar as lágrimas visíveis e perceber as que nunca foram choradas.

A arte de dialogar é:

1. Arte de falar de si mesmo.

2. Trocar experiência de vida.

3. Revelar segredos do coração.

4. Ser transparente. Não simular os sentimentos e as intenções.

5. Não ter vergonha das suas falhas nem medo dos seus fracassos.

6. Respeitar os limites e os conflitos dos outros. Não dar respostas superficiais.

7. O diálogo interpessoal que cruza os mundos psíquicos e implode a solidão.

2 A arte de ouvir e de dialogar são duas das mais nobres funções da inteligência. Elas são cultivadas no terreno da confiabilidade, da empatia e da liberdade. Onde há falta de confiança, muitas cobranças excessivas e controle social, essas duas preciosas artes da inteligência não sobrevivem.

3 As duas artes se complementam. Uma depende da outra. Quem não aprender a ouvir nunca saberá dialogar. Quem não aprender a falar de si mesmo, nunca será um bom ouvinte.

A relação conjugal

4 Grande parte dos casais desenvolvem uma grave crise afetiva porque não aprendem a arte de ouvir e dialogar. Sabem conversar, mas não sabem falar de si. Conversam sobre política, dinheiro, teatro, mas emudecem sobre suas histórias. Sabem ouvir sons, mas não a voz da emoção. Têm ousadia para brigar, mas têm medo de falar dos próprios sentimentos. Ficam anos juntos, mas não se tornam grandes amigos.

5 A personalidade é uma grande casa. A maioria dos maridos e esposas conhece, no máximo, a sala de visitas uns dos outros. Conhecem os defeitos de cada um, mas não as áreas mais íntimas do seu ser. Discutem problemas, mas não se tornam cúmplices da mesma aventura.

6 Não revelam suas mágoas, não falam dos seus conflitos, não apontam suas dificuldades. Se você quer cultivar o amor, o melhor caminho não é dar caros presentes, mas dar uma joia que não tem preço: o seu próprio ser. A arte de ouvir refresca a relação e a arte de dialogar nutre o amor. São leis universais que fundamentam a qualidade de vida das relações sociais.

7 Quem desejar cultivar o amor precisa ter coragem para fazer pelo menos quatro importantes perguntas durante toda a vida à pessoa que ama: Quando eu a(o) decepcionei? Que comportamentos meus a(o) aborrecem? O que eu devo fazer para torná-la(lo) mais feliz? Como posso ser um(a) amigo(a) melhor?

8 Você tem feito com frequência essas perguntas? Muitos nunca as fizeram. Eles consertam as trincas da parede, mas não as trincas do relacionamento; estancam a água da torneira que vaza, mas não o vazamento da amizade e afetividade.

9 Belos casais com belos começos têm tristes finais porque não treinam ser amigos, não treinam trocar experiências. São ótimos para defender seus pontos de vista, mas raramente

reconhecem seus erros. Quem não erra? Quem não tem atitudes tolas? Ganham batalhas, mas perdem o amor.

10 Por que não sabem falar de si mesmos? Porque têm medo de ser criticados, incompreendidos, ridicularizados. Têm medo da guerra emocional que se instala quando falam os segredos do coração, quando comentam sobre os reais sentimentos.

11 Para dialogar é necessário não ter medo de reconhecer as próprias falhas nem ter vergonha de si mesmo. Para ouvir é necessário não ter medo do que o outro vai falar. É preciso cumplicidade. Uma das coisas mais relaxantes de uma relação é ter a convicção de que não somos perfeitos, é saber que precisamos um do outro.

12 Brinquem mais um com o outro. Sonhem juntos. Reclamem menos. Agradeçam cada pequeno gesto que seu marido ou esposa lhes fizer. Tragam flores fora de data. Façam um jantar diferente. Tenham comportamentos inesperados. Libertem sua criatividade, saiam da rotina. Simples gestos trazem grandes conquistas.

13 Lembro-me de que uma vez minha esposa me "raptou". Numa sexta-feira, após uma semana estressante, ela reservou um hotel sem que eu soubesse. Queria que eu descansasse. Tivemos agradáveis momentos. Estou casado há 20 anos e, felizmente, ela ainda é minha namorada.

A relação entre pais/filhos e professor/aluno

14 Em nossas pesquisas, detectamos sete hábitos dos pais brilhantes. Comentarei aqui alguns deles. Bons pais atendem, dentro das suas condições, os desejos dos seus filhos. Fazem festas de aniversários, compram tênis, roupas, produtos eletrônicos, proporcionam viagens. Pais brilhantes dão algo

incomparavelmente mais valioso a eles. Dão sua história, as suas experiências, as suas lágrimas, o seu tempo.

15 Os pais que dão presentes para os filhos são lembrados por horas e dias, mas os pais que dão seu ser a eles se tornam inesquecíveis. Você quer ser um pai ou uma mãe inesquecível?

16 Tenha coragem de dialogar sobre os dias mais tristes da sua vida com seus filhos. Tenha ousadia de contar suas dificuldades e derrotas do passado. Fale das suas aventuras, dos seus sonhos e dos momentos mais alegres de sua existência. Deixe-os conhecer você. A maioria dos filhos não conhece nem a sala de visitas da personalidade dos seus pais. Só irão sentir a falta deles quando eles fecharem seus olhos...

17 Não seja um educador que critica os erros dos jovens, que aponta a ansiedade deles e faz prolongados discursos de que eles não o valorizam, não reconhecem o quanto você se desgasta por eles. Pais e professores no mundo todo fazem isso, sem resultados. Faça a diferença. Recorde-se do fenômeno RAM (Registro Automático da Memória). É preciso registrar uma excelente imagem sua no interior deles para que você possa educá-los.

18 Encante seus filhos e seus alunos diariamente. Diga coisas que você nunca disse. Elogie mais, critique menos. Exalte cada pequeno gesto afetivo e inteligente deles. Pergunte sobre seus sonhos e seus medos. Pergunte o que você poderia fazer para ser mais amigo deles. Um diálogo nesse nível evita suicídios, supera traumas, abre avenidas para o prazer de viver.

19 Se você errar, dê o exemplo, peça desculpas, reconheça seus erros. Tais atitudes não o farão perder a autoridade, mas construirão a verdadeira autoridade, a autoridade que humaniza e desenvolve a arte de pensar. Tenha consciência de que educar é penetrar um no mundo do outro.

20 Os princípios sobre os quais discorri podem ser aplicados nas relações profissionais e transformá-las numa excelente

primavera. Um verdadeiro líder é aquele que forma outros líderes, que exalta seus liderados, que explora o potencial intelectual deles.

A dependência na espécie humana e as lições de vida

21 Muitos pais trabalham para dar o mundo aos filhos, mas se esquecem de abrir o livro da sua vida para eles. Muitos professores dão milhões de informações lógicas para seus alunos, mas nunca contaram os capítulos da sua história.

22 Quanto mais inferior é a vida de uma espécie, menos dependente ela é dos seus progenitores. Nos mamíferos, há uma dependência grande dos filhos em relação aos pais, pois eles necessitam, não apenas do instinto, mas de aprender experiências para poder sobreviver.

23 Na nossa espécie, essa dependência é intensa. Por quê? Porque as experiências aprendidas são mais importantes do que as instintivas. Uma criança de sete anos é muito imatura e dependente, enquanto muitos mamíferos com a mesma idade já são idosos à beira da morte.

24 Infelizmente, a família moderna tem se tornado um grupo de estranhos. Pais e filhos respiram o mesmo ar, se alimentam da mesma comida, mas não desenvolvem a arte de ouvir e dialogar. Não tem havido aprendizado mútuo das lições de vida. Eles estão próximos fisicamente, mas distantes interiormente.

25 O mesmo processo tem acontecido nas escolas. No livro *Pais brilhantes, professores fascinantes*,* comento que a educação mundial está em crise e comete vários erros. Ela desconhece os papéis da memória expostos no capítulo anterior. Por isso, não desenvolve ferramentas adequadas para formar pensadores. Usa a memória das crianças como um depósito de informações.

* Augusto Cury, *Pais brilhantes, professores fascinantes*, Rio de Janeiro, Sextante, 2003.

26 O excesso de informações gera falta de deleite de aprender e ansiedade. O pequeno microcosmo da sala de aula tornou-se um canteiro de pessoas estranhas, tensas, sem relacionamento mais profundo. A educação tem de se humanizar. O professor deve falar do seu mundo enquanto fala do mundo exterior, enquanto ensina física, matemática, química, línguas.

27 Professores e alunos ficam anos juntos sem cruzar suas histórias, sem aprender lições mútuas de vida. O resultado? Os alunos saem das universidades com diplomas nas mãos, mas despreparados para lidar com fracassos, decepções, desafios, confrontos. Não sabem abrir as janelas da sua mente, libertar sua criatividade, pensar antes de reagir, interpretar o que as imagens não revelam e resgatar a liderança do "eu" nos focos de tensão.

28 Para finalizar, gostaria de dizer que se você quiser ter uma família perfeita, filhos que não o decepcionem, alunos que não o frustrem e colegas de trabalho que não o aborreçam, é melhor mudar-se para outro planeta. Aceite as pessoas com seus limites e construa relações saudáveis com elas. Como disse, a melhor maneira de construir excelentes imagens nos solos da memória das pessoas é surpreendendo-as, tendo comportamentos inesperados.

29 Nunca critique alguém antes de valorizá-lo. Não poucas vezes errei por apontar primeiro o erro dos outros, inclusive das minhas queridas filhas. Felizmente, aprendi que primeiro devemos elogiar, conquistar o território da emoção, para depois conquistar os terrenos da razão.

30 Grave esta pérola: uma pessoa inteligente aprende com os seus erros; uma pessoa sábia aprende com os erros dos outros... Transforme a relação com as pessoas que você ama numa grande aventura.

O MESTRE DOS MESTRES DA QUALIDADE DE VIDA

Grandes homens têm medo de falar de si mesmos

31 Há muitos padres que têm um caráter excelente, amam a Deus, mas nunca tiveram coragem de abrir a caixa de segredos da sua vida. Têm receio de falar de seus conflitos, de suas crises depressivas para seus amigos. Não encontram alguém que possa ouvi-los sem criticá-los. Têm medo de não ser compreendidos.

32 Há muitos pastores protestantes que têm gasto sua vida para servir a Deus e às pessoas, mas igualmente se isolaram dentro de si. Conhecem muitas pessoas, mas não têm amigos a quem possam revelar seus sofrimentos. Alguns estão estressados e com síndrome do pânico, choram nos cantos dos templos, mas calam-se. Têm medo de não ser compreendidos.

33 Há rabinos que ensinam por anos nas sinagogas. Recitam a Torá com maestria, mas não recitam a linguagem das suas angústias. Falam sobre tudo, mas emudecem diante das suas aflições.

34 Há líderes mulçumanos que orientam milhares de fiéis. Eles explicam as suratas do Alcorão, comentam sobre o Jesus descrito nos seus textos, mas não comentam sobre suas dores e seus temores. Ficam anos se martirizando. Adquiriram um conceito de que um líder não pode revelar suas lágrimas.

35 Há líderes budistas que ficam anos meditando, mas não abrem a sua boca para falar das suas crises depressivas. Ensinam às pessoas a mansidão e a humildade. Alguns tomam a mansidão de Cristo como modelo, mas não têm o desprendimento para falar das suas dificuldades. Têm receio de ser considerados frágeis.

36 Não apenas esses magníficos líderes espirituais se isolam em seus mundos nos momentos em que mais precisam falar, mas também líderes empresariais, políticos e sociais se aprisionam em seus casulos. Falam sobre o mundo exterior, mas não sabem dialogar sobre si mesmos. São controlados pelo medo do que os outros vão pensar e falar deles. Represam seus sentimentos, sufocam sua qualidade de vida.

37 Jesus, como o Mestre dos mestres da qualidade de vida, não reagiu desse modo. Ele deu-nos excelentes lições fundamentais para expandirmos a arte de ouvir e dialogar. Usou sua própria história como modelo. No Getsêmani, momentos antes de ser preso, julgado e morto, não apenas, como vimos, resgatou a liderança do "eu" no teatro da sua mente, mas também não escondeu sua angústia e seus sintomas.

38 Ele teve a coragem de chamar um grupo de amigos (Pedro, Tiago e João) e falar para eles que sua emoção estava profundamente triste. Teve a coragem de mostrar seus sofrimentos e sintomas psicossomáticos para discípulos tão jovens e inexperientes. Horas depois, eles fugiriam amedrontados, abandonando-o. Mas foi para essas frágeis pessoas que ele revelou a sua dor mais intensa. Não teve medo de ser incompreendido, julgado e criticado.

39 Poderia ter preferido mostrar heroísmo, mas ele precisava ensinar que dependemos uns dos outros, que necessitamos ser confortados e encorajados uns pelos outros. Mostrou que para ter qualidade de vida precisamos ser seres humanos e não heróis. As barreiras e as distâncias tinham de ser rompidas. A solidão deveria ser superada, pois só é útil para meditar e refletir, não para viver.

40 A pessoa mais forte que passou nesta terra chorou sem medo das suas lágrimas. Deixou-se conhecer. Foi transparente. O fenômeno RAM registrou uma imagem excelente dele no inconsciente dos seus discípulos.

41 Eles aprenderam a amá-lo em toda situação. Entenderam que também passariam por crises e precisariam enfrentá-las e compartilhá-las. Seu comportamento os surpreendeu e os ajudou mais do que ajudariam hoje décadas de escola.

42 Mostrou-nos que não devemos ter vergonha das nossas misérias e fragilidades. Para ele, os fortes as declaram, pelo menos para os íntimos. Os fracos as escondem. Você é forte ou fraco?

43 Algumas pessoas cometem suicídio porque nunca tiveram coragem de abrir seu ser. Outras têm seus sonhos esmagados, sua esperança dilacerada, sua criatividade esfacelada, seu amor pela vida dissipado, porque não souberam cruzar suas histórias. Tiveram medo da crítica dos outros. Viveram ilhadas dentro de si mesmas.

44 A sociedade moderna é superficial. Ela tem abortado a arte de ouvir e dialogar. As pessoas representam, vivem maquiadas. Certas coisas não devemos falar publicamente, mas para um grupo de amigos íntimos, como Jesus fez. Espero que com o PAIQ possamos começar a reverter esse processo.

O Mestre na arte de ouvir e dialogar

45 Somos a única geração de toda a história que conseguiu destruir a capacidade de sonhar dos jovens. Nas gerações passadas, os jovens criticavam os conceitos sociais, sonhavam com grandes conquistas. Onde estão os sonhos dos jovens? Onde estão seus questionamentos?

46 O sistema social é tão agressivo que tornou os jovens passivos, controlou-os internamente, roubou-lhes a identidade, transformou-os em um número de identidade. Eles não criticam o veneno do consumismo, a paranoia da estética e a loucura do prazer imediato produzidos pelas propagandas da mídia. Para muitos deles, o futuro é pouco importante. O que importa é o hoje. Não têm uma grande causa para lutar.

47 Os pais e professores deveriam ser vendedores de sonhos. Deveriam plantar as mais belas sementes no interior dos jovens para fazê-los intelectualmente livres e emocionalmente brilhantes.
48 Jesus Cristo foi um excelente vendedor de sonhos. Ele inspirava as pessoas que o seguiam. Levava-as a sonhar com grandes conquistas, conquistas de uma vida irrigada com paz, justiça, sabedoria. Conquistas de uma vida exuberante. Ele exaltava a vida humana.
49 Quando alguém queria saber sobre sua origem, ele não falava sobre sua origem eterna, mas sobre sua origem temporal. Ele era demasiado humano. Proclamava a todos os ouvintes: "Eu sou o Filho do homem". O que isso significa? Significa que valorizava a sua natureza humana, amava ser um ser humano, amava não ter rótulo. Era profundamente apaixonado pela vida.
50 Nunca analisei alguém que amasse tanto a vida como ele. Nós amamos as coisas que a vida nos traz, como dinheiro, casa, prestígio social, carros, conforto material. Ele amava existir, pensar, sonhar, criar, dialogar, ouvir. Nunca investiguei alguém que dizia orgulhosamente que era um ser humano. A vida humana, de fato, era uma pérola inigualável para ele. E para você?
51 Ao andar com ele, os insensíveis se encantavam pela vida, os agressivos acalmavam as águas da emoção e os iletrados se tornavam engenheiros de ideias. Sempre dócil, ouvia os absurdos dos seus discípulos e, pacientemente, trabalhava nos recônditos da emoção deles.
52 Na última ceia, ele deveria ficar mudo, abatido, mas ainda teve fôlego para ter profundos diálogos com seus íntimos. Os seus olhos estavam para fechar, mas ele conseguiu gerenciar seus pensamentos para dar importantes lições de vida. Disse que no seu reino a qualidade de vida era tão elevada que o maior não era o que dominava e controlava os outros, mas o

que servia, o que se doava, o que emprestava seus ouvidos e seu coração e não cobrava juros (retorno).

53 Ele foi um escultor da personalidade. Tinha prazer de dialogar com as pessoas que não tinham valor. Via uma obra de arte dentro do bloco de mármore da alma humana. Tinha um cuidado especial para com as pessoas complicadas, com os errantes, os ansiosos, os incautos.

54 Para o Mestre dos mestres, as pessoas que mais nos dão dor de cabeça hoje poderão vir a ser as que mais nos darão alegrias no futuro. Invista nelas, cative-as, ouça-as, cruze seu mundo com o mundo delas. Plante sementes. Não espere o resultado imediato. Colha com paciência.

55 Esse é o único investimento que jamais se perde. Se as pessoas não ganharem, você, pelo menos, ganhará. O quê? Experiência, paz interior e consciência de que fez o melhor.

Painel I

Pontos sugeridos para reflexão e discussão:

(Não tenha medo de trocar experiências, chorar e contar suas dificuldades.)

1 - A arte de ouvir é a capacidade de ouvir sem preconceito. Quando você escuta alguém procura se colocar no lugar dele ou ouve o que quer ouvir?

2 - A arte de dialogar é a arte de falar de si mesmo, trocar experiência de vida. Você tem medo de falar de si? Tem medo de ser criticado, julgado, incompreendido?

3 - Como está se relacionamento conjugal? Você tem sido um livro aberto para quem ama? Estão faltando elogios e sobrando críticas? Você tem feito pequenos gestos para encantar seu cônjuge?

4 - Como está seu relacionamento com seus filhos? Você os critica muito? Tem cruzado sua história com a deles? Tem parado para ouvi-los, conhecer seus sonhos, seus temores, suas angústias? Eles o conhecem? Conhecem suas metas, sucessos, fracassos, lágrimas?

5 - O Mestre dos mestres não tinha vergonha de falar de si, não tinha medo das suas angústias. Existe alguma dor emocional ou conflito sobre o qual você gostaria de falar e não tem conseguido?

Painel II

Exercícios para prática diária:

1 - Faça um relatório das características da lei "A arte de ouvir e dialogar", descritas no início deste capítulo, que você precisa desenvolver.

2 - Faça um breve relatório de como está a qualidade do diálogo com esses seis grupos de pessoas mais próximas: pais, cônjuge, filhos, amigos, alunos, colegas de trabalho. Que nota você daria, de zero a dez, para cada grupo? Leve em consideração se você se conhecem internamente, se trocam experiências e a frequência do diálogo.

3 - Desligue a TV e chame seus filhos, seus cônjuge ou quem você gosta para dialogar uma vez por semana. De vez em quando, saia apenas com um filho ou com seu cônjuge e dialogue abertamente com ele. A melhor maneira de levar as pessoas a se abrir é deixar nosso heroísmo e contar a nossa história.

4 - Surpreenda com pequenos gestos quem você ama. Perca o medo de chorar, de pedir desculpas, de dizer que ama, que precisa do outro.

5 - Treine se colocar no lugar dos outros e compreender o que está por trás das suas reações, as causas de seus comportamentos. Ouça mais, julgue menos e entenda mais.

6 - Seja espontâneo, livre e transparente. Não gravite em torno do que os outros pensam e falam de você.

Faça um relatório dos seus exercícios durante a semana. O que praticou e qual foi o resultado?

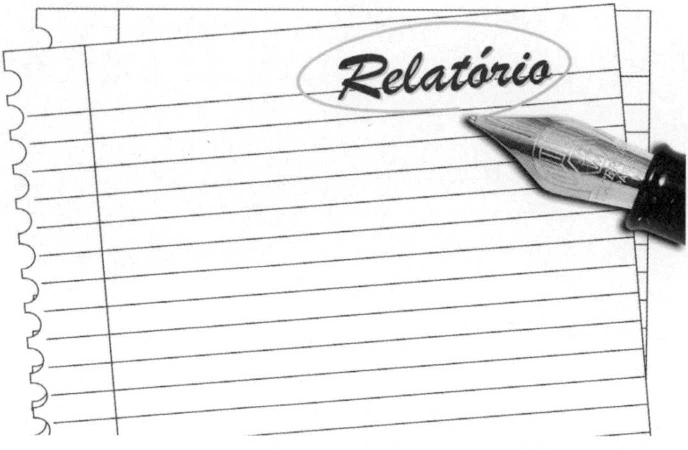

Capítulo 9

A ARTE DO AUTODIÁLOGO: A MESA-REDONDA DO "EU"

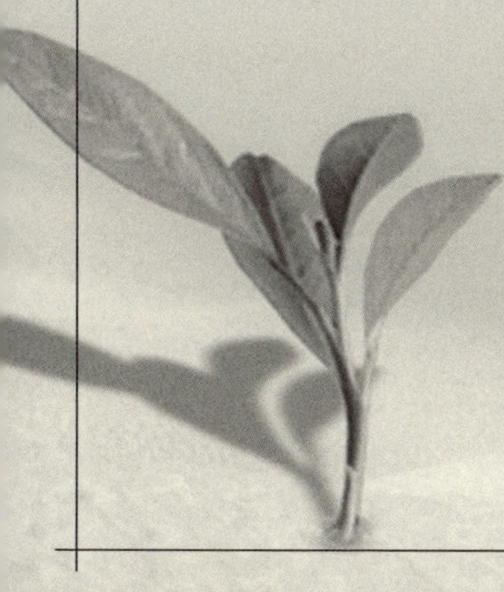

9ª
Lei da qualidade de vida

Nona semana do PAIQ

No capítulo anterior, vimos a arte do diálogo, que representa o diálogo interpessoal, o diálogo que devemos ter com as pessoas próximas. Agora, precisamos entender um outro tipo de diálogo, mais profundo: o autodiálogo ou diálogo intrapsíquico.

O Autodiálogo, que pode ser chamado de Mesa-Redonda do "Eu", é:

1. Um debate lúcido, aberto e silencioso que o "eu" faz com seu próprio ser.
2. Uma reunião com a nossa própria história.
3. Uma intervenção direta em nossos traumas, conflitos, dificuldades, temores.
4. Uma revisão de metas, uma reavaliação de postura de vida.
5. O exercício pleno da capacidade de decidir, questionar e dirigir a própria história.

6 Percorrer as trajetórias do próprio ser e tornar-se um grande amigo de si mesmo.

7 Aquietar os pensamentos e apaziguar a emoção.

[2] Essa lei da qualidade de vida é um dos exercícios intelectuais mais importantes do ser humano, mas um dos menos praticados. O grau de sabedoria e maturidade de uma pessoa não é dado pelo quanto ela tem de cultura acadêmica, sucesso empresarial e social, mas pela sua capacidade e frequência de fazer uma mesa-redonda com seu próprio ser, de questionar seus pensamentos e emoções, de criticar suas verdades, de repensar sua vida, de refazer caminhos.

[3] Uma pessoa pode ter vários cursos superiores, mas pode ser uma criança na sua capacidade de autodialogar e se repensar. Você reúne-se com seu próprio ser? Analisa seus caminhos? Devemos não apenas falar sobre nossos medos, mas com nossos medos. Devemos não apenas dialogar sobre nossos conflitos, mas com nossos conflitos, com nosso mau humor, intolerância, insegurança.

[4] Cada ser humano deve ter seus momentos particulares consigo mesmo. Deve exercitar ser seu grande amigo. Deve aprender a se interiorizar, caminhar nas trajetórias de seu ser e ter prazer de ter um autodiálogo aberto, uma conversa íntima, uma reflexão existencial. Muitas pessoas, em particular os jovens, se deprimem quando estão sozinhas, não sabem ser companheiras de si mesmas.

[5] O desrespeito a essa lei da qualidade de vida tem sido uma das importantes causas do adoecimento coletivo das sociedades modernas. Não me refiro às doenças clássicas catalogadas pela psiquiatria, mas ao estresse social, à SPA, à falta de proteção emocional, à solidão, à crise do diálogo.

6 Não é possível sermos autores da nossa história, gerenciarmos nossos pensamentos, administrarmos nossa emoção, enfim, desenvolvermos qualidade de vida se não temos coragem e capacidade para fazer uma mesa-redonda em nosso interior para debatermos com inteligência nossos próprios problemas e revisarmos nossos caminhos. A Mesa-Redonda do "Eu" é um passo além da técnica do D.C.D. (duvidar, criticar, determinar). É mais profunda, serena, penetrante, prolongada.

7 A mais grave solidão não é aquela em que a sociedade nos abandona, mas aquela em que nós mesmos nos abandonamos. Muitos passam anos sem dialogar de maneira aberta, sincera e agradável consigo mesmos. Alguns nascem, crescem, morrem, sem nunca ter tido um encontro marcante com sua própria história. Viveram sem ter um romance com a vida. Você tem esse romance?

Uma espécie que não se respeita

8 Muitos cientistas não têm percebido que as crianças e os jovens passam mais de dez anos aprendendo a falar sua língua materna, mas não aprendem a falar de si mesmos e muito menos consigo mesmos.

9 Que tipo de educação estamos propondo e que tipo de juventude estamos formando? Como prevenir depressão, farmacodependência e violência entre os jovens se eles não conhecem a si mesmos? Se eles ficam na superfície da sua própria personalidade, não conseguem se interiorizar e penetrar nas camadas mais profundas do seu próprio ser?

10 Se na Segunda Grande Guerra Mundial os soldados nazistas tivessem viajado para dentro do seu próprio ser, feito uma Mesa-Redonda do "Eu", reunido suas verdades e questionado-as, certamente se rebelariam contra Hitler, contra

o nazismo e a exclusão de pessoas. Compreenderiam que uma criança judia que morria nos campos de concentração era mais importante que todo o ouro do mundo. Infelizmente, morreram mais de um milhão de crianças e adolescentes.

11 O povo alemão é um povo maravilhoso. Não foi um grupo específico de alemães que cometeu esse crime, foi a nossa espécie que o cometeu contra si mesma. Um alerta! Se a Alemanha, que era berço de um dos mais ricos conhecimentos filosóficos e acadêmicos da história, a maior vencedora de prêmios Nobel nos primeiros trinta anos do século XX, foi seduzida, pelo menos parte da sua população, pelas ideias de um psicopata, quem garante que outros povos não serão seduzidos pelas ideias de outros "Hitlers"?

12 O conhecimento acadêmico atual não produz vacina alguma entre os universitários, pois não estimula a interiorização e a consciência crítica. Somente o aprendizado coletivo da Mesa-Redonda do "Eu" pode evitar novos desastres. Somente um "eu" crítico, que aprende a se questionar, se repensar, debater consigo mesmo pode não ser frágil nos momentos de tensão interna e social.

13 Nos países desenvolvidos fala-se muito dos direitos humanos, mas o grau de tolerância das pessoas é baixo nos focos de tensão. Por exemplo, quando você erra no trânsito, algumas pessoas mostram uma agressividade súbita, buzinam, fazem gestos obscenos.

14 Há uma bomba emocional por detrás da nossa aparente gentileza. Notem que muitos perdem a paciência por coisas tolas. Você perde?

15 Essa bomba emocional implode, gerando sintomas psicossomáticos ou explode gerando transtornos sociais. A grande causa é que não temos vivido as leis fundamentais e universais da qualidade de vida discutidas neste projeto, em particular o autodiálogo. Desarme sua bomba emocional.

16 O alto índice de violência social, ataques terroristas, jovens se suicidando, crianças atirando em seus colegas são gritos de uma espécie em crise, mas eles são inaudíveis para quem não tem sensibilidade.

Viajando para nosso próprio ser: humanizando-nos

17 Parece loucura dialogar consigo mesmo, mas loucura é a ausência de um autodiálogo inteligente. Uma pessoa que pratica o autodiálogo não apenas tem mais condições de superar suas misérias psíquicas, mas também de se humanizar, ou seja, de se tornar tolerante, serena e humilde, pois reconhece suas limitações, suas fragilidades.

18 A Mesa-Redonda do "Eu" nos tira do trono do orgulho, da autossuficiência. Raramente consigo julgar, sofrer em demasia e desistir das pessoas que me aborrecem, porque tenho aprendido a fazer um autodiálogo. Essa prática me faz interiorizar e compreender que eu também tenho muitas falhas e limitações. Quando você entende sua pequenez é fácil entender a pequenez dos outros. Quando nos colocamos num pedestal é fácil julgar e condenar.

19 A grandeza de um ser humano está na sua capacidade de se fazer pequeno para poder se colocar no lugar dos outros e entender o que está por detrás das suas reações...

20 Se os terroristas palestinos praticassem a Mesa-Redonda do "Eu", eles jamais explodiriam seus corpos para destruir pessoas inocentes. Entenderiam que não somos árabes, judeus e americanos, mas membros de uma única e inestimável espécie. Amariam mais, julgariam menos, compreenderiam mais. Entenderiam que os erros que são cometidos contra seu povo são fruto de uma espécie que não se interioriza nem reconhece suas falhas.

21 Do mesmo modo, se os judeus praticassem essa técnica, entenderiam que, independente das diferenças culturais e religiosas, os palestinos são mais do que sangue do seu sangue, mas portadores idênticos do mesmo teatro da mente e do mesmo fascinante espetáculo dos pensamentos. Eles iriam para a Faixa de Gaza, se abraçariam, se beijariam e escreveriam novas páginas na história. Por isso, nosso sonho é que, um dia, o PAIQ contagie o Oriente Médio.

22 Quem faz a Mesa-Redonda do "Eu" fortalece sua capacidade de ser autor da sua história, de tomar decisões, de fazer escolhas e de compreender que toda escolha implica perdas. Não é possível escolher a paz sem sofrer perdas. No campo dos conflitos sociais, quem tem mais consciência da grandeza da vida tem de estar disposto a sofrer mais perdas.

Como praticar a Mesa-Redonda do "Eu"

23 A Mesa Redonda do "Eu" não é simplesmente produzir pensamentos no silêncio da nossa mente, pois todos pensam muito. É pensar construindo um debate íntimo. Essa lei de qualidade de vida pode ser usada como técnica psicoterapêutica e psicopedagógica. Psicoterapêutica porque nos faz superar ansiedade, estresse e outros transtornos psíquicos. Psicopedagógica porque expande a inteligência, nos torna pensadores e previne doenças psíquicas.

24 A Mesa Redonda do "Eu" constrói a sociedade intrapsíquica. Uma sociedade extrapsíquica é a reunião de membros da mesma espécie que possuem cooperação e interesses comuns num determinado território. A sociedade intrapsíquica é uma reunião que fazemos com personagens do teatro da nossa mente.

25 Sociedade intrapsíquica é o exercício do "eu" debatendo de maneira crítica com nossos bloqueios, frustrações, crises, perturbações, projetos, sonhos. Nesse debate, fazemos silenciosamente uma bateria de perguntas: "Onde? Por quê? Como? Quando? Quais os fundamentos? Vale a pena? Esse é o caminho?".

26 Por exemplo, uma pessoa tem um ataque de pânico, caracterizado pelo medo súbito de que vai morrer ou desmaiar. Ela pode ser controlada pelo pânico ou debater com ele. Se fizer uma mesa-redonda, ela critica-o, repensa-o, questiona-o com seriedade. Ela se pergunta: "Qual é a lógica do meu pânico? Quando começou? Por que começou? Por que sou escrava dele se estou ótima de saúde? Eu exijo ser livre".

27 Essa lei da qualidade de vida não substitui um tratamento psiquiátrico com uso de medicamentos ou psicoterapêutico, mas é uma poderosa ferramenta complementar. Você não consegue imaginar a força que o "eu" tem.

28 Muitas doenças mentais, incluindo a esquizofrenia, que é uma desorganização da coerência dos pensamentos, surgem porque o "eu" não é estruturado, crítico, líder. Ele vira joguete das fantasias, pensamentos perturbadores e emoções tensas. Perde a sua identidade e sua lógica.

29 Certa vez, um jovem universitário começou a ter insônia. Seu pensamento acelerou e começou a produzir muitas imagens mentais sem lógica. Seu "eu" não questionava suas verdades, não criticava suas fantasias, não confrontava suas imagens mentais. Começou a dar crédito aos pensamentos e às fantasias como se fossem reais.

30 Viveu os personagens do teatro da sua mente, ficou confuso, desorientado. Começou a achar que era um grande artista, uma pessoa famosa. Depois começou a pensar que era o ditador do Iraque. Enfim, teve uma crise psicótica. Precisou

tomar medicamentos para desacelerar o pensamento. Voltou a ler a memória com lucidez e a organizar o raciocínio. No tratamento, aprendeu a duvidar e a criticar suas fantasias e pensamentos. Resgatou a liderança do "eu". Assim, preveniu novas crises. Voltou a brilhar.

[31] Nunca devemos ter um "eu" ingênuo que aceita os pensamentos e as ideias sem questioná-los. A técnica do D.C.D. (duvidar, criticar e determinar) pode ser uma excelente ferramenta para prevenir transtornos mentais.

A Mesa-Redonda do "Eu" atua nas janelas da memória

[32] A técnica do D.C.D. deve ser feita principalmente nos focos de tensão, quando estamos atravessando o calor da insegurança, da ansiedade, do desespero.

[33] No foco de tensão, não dá para fazer grandes reflexões. É necessário atuar com pensamentos rápidos que duvidem e critiquem os pensamentos doentios, que determinem e até ordenem para a energia emocional ser alegre e tranquila.

[34] A técnica da Mesa-Redonda do "Eu", diferente da do D.C.D., é feita principalmente fora dos focos de tensão, ou seja, antes ou depois de atravessarmos o vale do problema. Nesse momento, podemos atuar com calma, refletir, analisar e discutir nossas crises fóbicas, reações ansiosas, conflito de relacionamento, desafios. Uma técnica complementa a outra e, às vezes, se mesclam. O importante é fazer com espontaneidade.

[35] A técnica do D.C.D., por atuar no foco de tensão, reedita o filme do inconsciente, pois cria novas experiências que são registradas nos arquivos doentes. A técnica da Mesa-Redonda do "Eu" não apenas reedita o filme do inconsciente, mas objetiva principalmente construir janelas paralelas na memória,

melhorando a paisagem do inconsciente, criando novos espaços para o raciocínio lúcido.

36 Esses fenômenos estão entre os segredos mais importantes do funcionamento da mente. Se você entendê-los, reconstruirá seus caminhos. Vejamos.

JANELA DA MEMÓRIA

37 A memória humana abre-se por janelas, que são pequenos territórios de leitura. Cada janela possui um grupo de arquivos que contém milhares de informações agregadas. Temos milhões de janelas no córtex cerebral.

38 Algumas são belíssimas, geram prazer, coragem, respostas inteligentes. Outras são doentias, geram aflição, ódio, bloqueio. Às vezes, brota em nós uma alegria sem motivo ou uma tristeza sem causa. Por quê? Porque abrimos algumas janelas aleatórias durante o dia que produziram reações completamente distintas.

39 Já teve a sensação de conhecer um ambiente que nunca viu? Por quê? Por causa de um estímulo externo, no caso a imagem do ambiente, que abre janelas que contêm milhares de imagens do passado. Algumas dessas imagens podem conter traços e estilos bem semelhantes às do presente, gerando a sensação de conhecimento. A teoria das janelas da memória contida na teoria da Inteligência Multifocal pode elucidar muitos fenômenos.

40 Por exemplo, algumas pessoas sentem uma tristeza incompreensível ao entardecer. Mas há uma explicação convincente. Quando diminui o ritmo social, elas se interiorizam, abrem sutilmente as janelas que contêm experiências de tédio e isolamento. Assim, constroem uma experiência emocional de solidão e tristeza. Todo esse jogo de abertura e leitura das janelas da memória é inconsciente.

Janelas Killers

41 Há muitos tipos de janelas doentias da memória: janelas fóbicas (que geram claustrofobia, fobia social, ataques de pânico etc.), janelas obsessivas (geram ideias fixas), janelas antecipatórias (geram os pensamentos sobre o amanhã), janelas da baixa autoestima e timidez (geram transtorno de autoimagem e preocupações excessivas com a opinião dos outros).

42 Dependendo do volume de tensão produzido por uma janela (raiva, ódio, ansiedade), ela pode se tornar killer, ou seja, tornar-se uma área que obstrui drasticamente a leitura das demais janelas, impedindo-nos de raciocinar naquele momento.

43 Esse fenômeno é fundamental para explicar por que somos uma espécie capaz de produzir poesias e finas reações solidárias e, ao mesmo tempo, capaz de fazer guerras, destruir, matar, dominar, sem nenhuma racionalidade. Ele também explica nossas reações incoerentes e dificuldade de liderança de nós mesmos.

44 As janelas killers bloqueiam a inteligência, "assassinam" nossa lucidez, fazendo-nos reagir como animais, sob as raias instintivas. Quantas vezes nós ferimos as pessoas que mais merecem nossa compreensão? Quantas vezes perdemos o controle das nossas reações e depois de baixar a temperatura da emoção percebemos que poderíamos ter tido atitudes mais brandas? Cuidado com as áreas killers de sua memória.

45 Quantos pais e professores, num momento de irritação, dizem o que jamais deveriam dizer aos seus filhos e alunos? Quantas feridas que nunca mais cicatrizam são produzidas em pequenos momentos. Casais apaixonados, amizades, relacionamentos no trabalhos, são destruídos pelas janelas killers.

46 Muitos assassinatos ocorrem no calor das tensões. Batalhas entre nações são deflagradas porque o *homo sapiens*

é dominado pelos instintos do *homo bios*. O homem mortal faz guerra como se fosse eterno. As áreas killers abortam a sobriedade até de pensadores.

47 Algumas janelas killers destroem o raciocínio de alunos brilhantes. No momento em que vão fazer a prova ou um concurso, eles aumentam o nível de ansiedade que, por sua vez, bloqueia a leitura de áreas da memória que contêm as inúmeras informações que aprenderam. Desse modo, têm um péssimo rendimento intelectual.

48 O volume de tensão impede que o "eu" tenha acesso às demais janelas da memória bloqueando sua inteligência. Se as pessoas aprendessem a não ser vítimas das janelas killers através da técnica do D.C.D. e da Mesa-Redonda do "Eu", não apenas doenças seriam resolvidas, mas conflitos sociais também.

49 Duvidar drasticamente das nossas reações agressivas, criticar nossa impulsividade e determinar ter autocontrole no ato das tensões é um ato de amor pela vida que poucos praticam. Devemos aprender a gritar dentro de nós sem dizer palavras.

50 Alguns psiquiatras tratam apenas com antidepressivos a síndrome do pânico e a depressão, porque supervalorizam a hipótese teórica da alteração da serotonina e outras substâncias no metabolismo cerebral. Não compreendem as janelas do pânico, as áreas killers que criam o teatro da morte e fazem com que o "eu" seja um espectador passivo das misérias encenadas no palco.

51 O uso de medicamentos pode ser importante, mas é incompleto. É fundamental entendermos que as doenças psíquicas são geradas através da construção de cadeias de pensamentos e emoções doentias produzidas pelo jogo de abertura das janelas da memória. É igualmente fundamental entender que é necessário fazer o resgate da liderança do "eu" através das técnicas que tenho preconizado.

52 O "eu" tem de entrar no palco e aprender a ser livre e líder...

Compreendendo os segredos da superação psíquica

53 Uma pessoa que possui claustrofobia, medo de lugar fechado, abre subitamente uma janela killer quando entra no elevador. Minutos atrás, ela estava no céu da tranquilidade; agora, está no inferno emocional.

54 Ao abrir a janela killer que contém a claustrofobia, ela experimenta um medo súbito e dramático que, transmitido para o córtex cerebral, irá produzir sintomas psicossomáticos, como taquicardia, aumento da pressão sanguínea, suor excessivo e aumento da frequência respiratória. Ela sente como se o ar fosse faltar, como se corresse risco de morrer.

55 Se ela fizer a técnica do D.C.D., poderá deixar de ser escrava do seu medo, registrar novas experiências saudáveis e reeditar a janela killer, enfim, superar sua zona de conflito ou seu trauma. Se não conseguir fazer a técnica do D.C.D., deverá fazer a técnica da Mesa-Redonda do "Eu", após passar a crise fóbica.

56 Qual o objetivo de fazer a Mesa-Redonda do "Eu" atuar depois de a crise passar? Criar janelas paralelas que se vinculem com as janelas doentias. Ao fazer uma bateria de perguntas para si, questionar seu medo, debater a insegurança, ela criará uma série de experiências no palco da sua mente, que serão registradas nos bastidores da memória, criando janelas paralelas.

57 Quando ela entrar novamente no elevador, duas coisas acontecerão ao mesmo tempo. Ela abrirá subitamente a janela killer da sua memória e simultaneamente abrirá também as janelas paralelas saudáveis que fortalecem seu "eu" e financiam a segurança. Desse modo, ela ficará livre.

58 Esses fenômenos que abordei revelam alguns segredos do inconsciente que pensadores da psicanálise perceberam que existem, mas não tiveram a oportunidade de estudar e compreender.

59 Esses fenômenos se aplicam a todos os transtornos psíquicos e sociais. Não é possível apagar o passado, apenas reeditá-lo ou construir janelas paralelas para nos alicerçar à construção de uma nova visão do mundo e das coisas.

60 As janelas killers podem transformar uma barata em um monstro (fobia simples), um elevador num cubículo "sem ar" (claustrofobia), uma reunião pública num tormento (fobia social).

61 A timidez, tão comum na atualidade, atinge mais da metade da população e tem de ser entendida à luz das janelas da memória. Existem diversos níveis de timidez. A timidez é causada por um conjunto de experiências psíquicas que supervalorizam a opinião dos outros, a crítica social e a imagem que a sociedade tem de si. Essas experiências são arquivadas gerando janelas doentias, algumas killers.

62 Ao enfrentarem novos ambientes, desafios e reuniões sociais, as pessoas tímidas abrem essas janelas, bloqueando sua inteligência e gerando, às vezes, sintomas psicossomáticos, como mãos frias, taquicardia, suor excessivo.

63 As pessoas tímidas são ótimas para os outros, mas não para si mesmas. Querem agradar a todos, mas não cuidam da sua qualidade de vida. Policiam suas palavras e dosam seus gestos, mas perdem sua espontaneidade. Falam pouco, mas pensam muito e gastam energia biopsíquica excessiva, o que gera fadiga, ansiedade e apreensão. Embora pensem muito, a construção do pensamento não é dirigida para produzir a Mesa-Redonda do "Eu".

64 Se fizerem a Mesa-Redonda do "Eu" associada à técnica do D.C.D., por seis meses, com exercícios intelectuais diários que duvidem dos fundamentos da imagem doentia que têm da sociedade, que critiquem o sentimento de vergonha, que questionem a hipersensibilidade diante da opinião dos outros, elas encontrarão a tão sonhada liberdade. Por quê?

65 Porque reeditarão as principais janelas doentias e construirão riquíssimas janelas paralelas que contêm ousadia, segurança, determinação. Resgatarão a liderança do "eu". Deixarão de ser controladas para controlar suas vidas.

66 Fazer a Mesa-Redonda do "Eu" é fundamental para que possamos deixar de ser vítimas dos conflitos e desenvolver a capacidade de fazer escolhas, recomeçar depois de falhar, corrigir caminhos. Algumas pessoas perpetuam suas misérias porque não sabem como reeditar o filme do inconsciente nem construir janelas paralelas.

67 Se você aprendeu algo sobre esses segredos do funcionamento da mente, nunca mais enxergará a vida da mesma maneira. Não será mais um espectador passivo no teatro da sua mente.

O MESTRE DOS MESTRES DA QUALIDADE DE VIDA

68 Jesus tinha um autodiálogo profundo e aberto consigo mesmo. Embora fosse rodeado pelas multidões e tivesse uma agenda saturada de compromissos, ele tinha compromisso consigo mesmo. Sabia que somente uma pessoa que tem qualidade de vida pode gerar com segurança outras pessoas com qualidade de vida.

69 Ele, frequentemente, procurava se isolar à beira da praia, no Monte das Oliveiras, nos jardins, nas longas caminhadas que fazia de cidade em cidade. Deixava até mesmo o convívio com seus discípulos, se interiorizava e tinha agradáveis conversas com seu Pai e consigo mesmo.

70 Certa vez, próximo ao mar da Galiléia, ele pediu para que os seus discípulos pegassem um barco e fossem na frente. Ele seguiria depois. Os discípulos, apressados, pegaram o barco e foram. Enquanto navegavam mar adentro, Jesus navegava dentro de si mesmo, percorria as trajetórias do seu espírito e da sua alma. Estava orando.

71 Suas orações não eram engessadas, formatadas, programadas, mas organizadas através de um diálogo inteligentíssimo e livre, capaz de gerar uma explosão reflexiva e um resgate pleno da liderança do "eu". Ao fazê-las, ele se tranquilizava, renovava suas forças e recobrava um sólido ânimo para ensinar o alfabeto do amor a uma humanidade insensível.

Um mestre na compreensão e aplicação da Mesa-Redonda do "Eu"

72 Certa vez, um grupo de escribas e fariseus questionou Jesus sobre o fato de seus discípulos não lavarem as mãos antes de comer o pão. Os líderes de Israel tinham todo um ritual para fazer suas refeições.

73 O Mestre dava importância à higiene e à saúde física, mas o foco da sua preocupação era a higiene mental, o lixo que se acumulava no palco da inteligência. Sua compreensão da psique era cristalina. Estava plenamente convicto de que a humanidade nunca tratara de seus reais problemas, nunca extirpara as causas da violência social e psíquica.

74 Para ele, as pessoas sempre eram contraditórias. Elas procuravam se livrar da sujeira exterior, mas não da invisível depositada no secreto da psique. Preocupavam-se corretamente com a alimentação física, mas não com a qualidade das ideias e emoções que nutriam sua personalidade.

75 Diante disso, ele fitou os escribas e fariseus e, sem meias palavras, comentou que muitos dos que se aproximavam dele e o honravam com a boca tinham um coração longe dele. Mostrou solenemente que, ao contrário do desejo dos políticos, não queria admiradores que expandissem seus índices de popularidade, mas pessoas que o amassem. Não queria a servidão, mas o coração humano.

76 Para muitos, receber aplausos é mais do que suficiente; para ele, era completamente insuficiente. Como garimpeiro de ouro, procurava seres humanos que se conhecessem, que compreendessem suas falhas e atuassem dentro de si. Procurava pessoas que pensassem.

77 Após chocar os fariseus com essas palavras, ele voltou-se subitamente para o público para lhe dar uma importante lição. Levantou a voz e bradou para a multidão: "Ouvi e entendei: não é o que entra pela boca o que contamina o homem, mas o que sai da boca, isto, sim, contamina o homem".

78 Os fariseus, mais uma vez, ficaram abalados. Então, acercando-se dele, seus discípulos disseram-lhe: "Sabes que os fariseus, ouvindo a tua palavra, se escandalizaram?". Eles estavam preocupados com a opinião dos outros, com a embalagem social; Jesus estava preocupado com o conteúdo.

79 Pedro, como o mais intrépido dos discípulos, talvez o que mais se pareça conosco, se adiantou e disse: "Explica-nos essa parábola!". Jesus não havia dito uma parábola. Ele deu uma explicação crua e direta sobre o teatro da mente humana, sobre nossa incapacidade de investigar e dar um diagnóstico correto dos nossos problemas.

80 Ele fitou seus discípulos e, não apenas Pedro, e fez uma pergunta para despertá-los do superficialismo intelectual: "Também vós não entendeis ainda?".

81 Queria dizer que eles andavam com ele há muito tempo, tinham aprendido tantas lições, tinham ouvido suas palavras e contemplado as suas atitudes, mas ainda não eram capazes de localizar as raízes das misérias e mazelas da humanidade.

82 Jesus falava pouco, mas ensinava e questionava muito. Era habilíssimo no uso da arte da pergunta. Suas perguntas estimulavam os discípulos a duvidar da sua rigidez, a criticar sua maneira estreita de ser e a fazer escolhas com maturidade. Desse modo, levava-os, sem que percebessem, a praticar a técnica da arte de duvidar, criticar e determinar (D.C.D.). Formava pensadores.

83 Nessa mesma passagem, após essa pergunta, discursou com exímia lucidez sobre as consequências das atitudes humanas em relação aos papéis da memória. Disse: "Mas o que sai da boca procede do coração, e é isso que contamina o homem".

84 Expressou que a raiva, as reações impulsivas, a discriminação, a simulação e o medo saem do coração psíquico, conquistam o palco da mente das pessoas, gerando experiências perturbadoras. Indicou que essas experiências não apenas ferem as pessoas no ato em que são encenadas, mas trazem consequências futuras, contaminam a personalidade, pois serão registradas automaticamente pelo fenômeno RAM nos solos da memória.

85 Ele não apenas sabia lidar com os papéis da memória, mas deu uma importância vital a eles. Vejamos.

Poucas palavras que mudaram uma vida

86 Certa vez, uma menina de 11 anos foi morar com seus pais em um país de língua inglesa. Por não saber falar o inglês, a criança estava muito sensível, sentia-se diminuída, isolada, enfim, tinha reações normais no processo de aprendizado de

uma nova língua. Entretanto, uma professora especialista em língua inglesa, mas não na compreensão da vida, fez-lhe uma pergunta na classe que ela não entendeu.

87 A professora perdeu a paciência e debochou da aluna na frente dos seus colegas. Todos zombaram dela. Foram poucos momentos que marcaram uma vida. Houve um registro privilegiado dessa experiência na memória que contaminou sua espontaneidade e capacidade de aprender.

88 A criança tão alegre perdeu o sorriso, se deprimiu, sentiu aversão pela professora e não queria ir mais à escola. Seu pai, percebendo o grave problema, ajudou-a. Elogiou-a, encorajou-a, penetrou em seu mundo. Felizmente, ela reeditou sua história sem precisar de um tratamento. Se não se superasse, poderia ter tido sérias consequências.

89 Outro exemplo. Certa vez, um executivo, numa reunião de trabalho, teve uma atitude estúpida com um funcionário subalterno. Esse funcionário tinha um trabalho brilhante na empresa, mas havia falhado num projeto. Então, mostrando um despreparo completo para gerenciar pessoas e seus próprios pensamentos, o executivo o chamou de incompetente na frente dos colegas.

90 Humilhado, o funcionário registrou de maneira superdimensionada o vexame público. Produziu uma janela killer que começou a bloquear sua memória. Nunca mais conseguiu brilhar como antes. Foi despedido. Teve reações depressivas e um ódio fatal pelo executivo. Precisou fazer tratamento psiquiátrico.

91 Poucas palavras podem contaminar uma vida. Algumas pessoas, quando são rejeitadas, ficam obstruídas. Outras fazem das rejeições um trampolim para crescer. Mas, mesmo essas, embora tenham vencido o trauma exteriormente, podem não tê-lo vencido interiormente, por isso sofrem.

92 Alguns excelentes alunos, que são excessivamente cobrados pelos seus pais e comparados com outros jovens, procuram compensar seus conflitos íntimos, em destaque a dificuldade de socialização, no exemplar desempenho das notas. Ainda que essa compensação tenha um lado positivo, se não reeditarem o filme do inconsciente ou criarem janelas paralelas, poderão sofrer no presente e fracassar no futuro quando enfrentarem perdas e desafios.

93 Jesus tinha plena consciência desse processo. Sabia que podemos contaminar os solos da memória e trazer sérias consequências para o desempenho da personalidade. Ele sempre fez uma Mesa-Redonda interior e vasculhou cada centímetro da sua mente e da mente das pessoas.

94 Somente tendo tal embasamento intelectual, ele pode dizer categoricamente que nossos maiores inimigos estão dentro de nós. O que sai do nosso interior é o que pode nos destruir e destruir os outros.

95 Por inferência, ele quis dizer que nossa incapacidade de gerenciar nossos pensamentos e governar nossas emoções têm sido a fonte de todas as chagas da humanidade. Para ele, quem não resgatasse a liderança para fazer uma faxina no anfiteatro da sua mente viveria uma vida infeliz e, além disso, contaminaria os solos da memória dos outros. Não seria livre para exercer seu livre-arbítrio. Viveria uma aparente liberdade.

96 O Mestre da vida explicou que é do coração psíquico que procedem os maus pensamentos (pessimistas, destrutivos, agressivos, fixos, insensíveis), mortes (física e emocional), adultério (traição de quem ama, traição da própria consciência), furtos (de objetos, do direito dos outros, da liberdade alheia, da qualidade de vida), falsos testemunhos (injustiças, distorções, corrupção, interesses escusos).

97 Com o avanço da medicina, hoje combatemos com facilidade a grande maioria das infecções. Mas como combater a contaminação

da memória? Como resgatar a liderança do "eu" se somos vítimas das janelas doentes que estão entrelaçadas a bilhões de janelas no córtex cerebral? Como identificar uma janela killer se uma área equivalente à da ponta de uma caneta tem milhares de janelas?

98 Uma vez contaminada a memória com as janelas doentias, o processo é complicado. Há pessoas que ficam anos em tratamento psicoterapêutico. Não há tecnologias cirúrgica e medicamentosa que possam combater as janelas killers.

99 Mas, felizmente, não estamos de mãos atadas. Podemos usar duas ferramentas psicológicas preciosas: a técnica do D.C.D. e da Mesa-Redonda do "Eu". Pratique-as durante toda a sua vida, mesmo não tendo uma doença psíquica. Faça com espontaneidade, do seu jeito e de acordo com sua capacidade intelectual. Invista na sua vida. Afinal de contas, a vida é um *show* imperdível...

Painel I

Pontos sugeridos para reflexão e discussão:

(Não tenha medo de trocar experiências, chorar e contar suas dificuldades.)

1 - O autodiálogo é o diálogo aberto, inteligente e criativo consigo mesmo. É o exercício que constrói um romance com a vida. Você tem tido esse romance? A pior solidão não é quando o mundo social nos abandona, mas quando nós mesmos nos abandonamos. Você tem se abandonado.

2 - Você tem feito uma Mesa-Redonda com seus medos, suas angústias, seus conflitos? Você pergunta: Por quê? Como? Onde? Qual o fundamento?

3 - Você tem janelas killers? Perde o controle de si mesmo em alguns momentos? Reage drasticamente e depois se arrepende?

4 - Devemos usar D.C.D. para reeditar o filme do inconsciente e a Mesa-Redonda do "Eu" para criar janelas paralelas. Você entendeu esses fenômenos? O que precisa reeditar na sua vida? O que você tem procurado mudar e não tem conseguido?

5 - O Mestre dos mestres era muito preocupado com os papéis da memória e com a necessidade do ser humano de resgatar a liderança do "eu" e exercer plenamente seu livre-arbítrio. Você tem sido livre para decidir seus caminhos ou se sente incapaz?

6 - Você sente que contaminou a memória de alguém com suas atitudes impensadas? Está disposto a recuperar o tempo e a refazer sua história?

Painel II

Exercícios para prática diária:

1 - Faça um relatório das características da lei "A arte do autodiálogo", descritas no início deste capítulo, que você precisa desenvolver.

2 - Converse, debata e discuta aberta e silenciosamente consigo mesmo. Interiorize-se. Seja seu grande amigo. Analise se você tem tido tempo para todo mundo, mas não para si mesmo.

3 - Faça a Mesa-Redonda do "Eu" por pelo menos 10 minutos duas vezes por semana. Um bom momento para fazermos essa técnica é no banho: enquanto você lava seu corpo, faz uma faxina no teatro da sua mente.

4 - Faça pequenos autodiálogos diários de alguns minutos por dia no trabalho, em casa, caminhando.

5 - Vire a mesa dentro de si. Não seja passivo. Discorde das suas emoções doentes. Não aceite nenhuma frustração sem filtrá-la, questioná-la. Não aceite nenhuma ideia conflitante sem debatê-la.

6 - Não se submeta ao controle das janelas killers. Reedite o filme do inconsciente e crie pelas janelas paralelas. Pratique a Mesa-Redonda do "Eu" e a técnica do D.C.D. por toda a sua vida. Liberdade é uma conquista.

Faça um relatório dos seus exercícios durante a semana. O que praticou e qual foi o resultado?

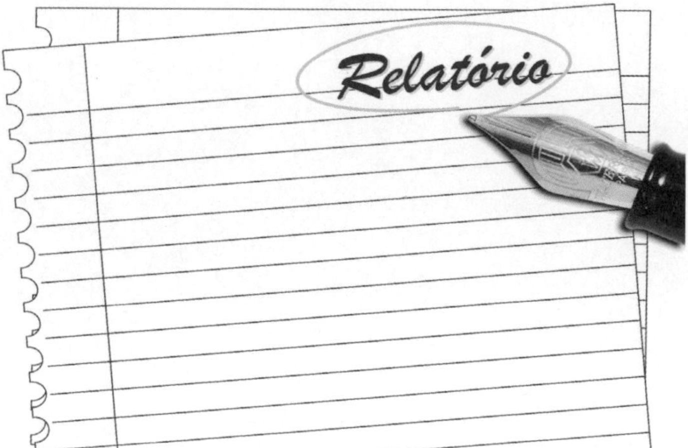

Capítulo 10

SER EMPRENDEDOR: TRABALHAR PERDAS E FRUSTAÇÕES

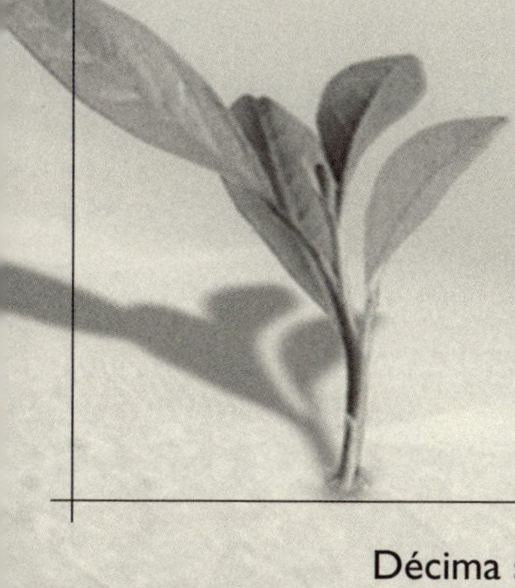

10ª
Lei da qualidade de vida

Décima semana do PAIQ

Ser um empreendedor é:

1 Criar oportunidades e não esperar que elas apareçam.

2 Sonhar grandes sonhos e construir metas para transformar os sonhos em realidade.

3 Abrir o leque da inteligência, libertar a sensibilidade e expandir a coragem para conquistar o que mais ama, admira e necessita.

4 Não ter medo de caminhar por lugares desconhecidos, mesmo sem bússola.

5 Aprender a usar os fracassos como pilares das grandes vitórias, usar as perdas como plataforma dos melhores ganhos, usar a fragilidade como nutriente da sabedoria. Acreditar na vida e nunca desistir dela.

6 Saber começar tudo de novo tantas vezes quantas forem necessárias.

7 Carregar consigo esta pérola do pensamento: *O destino não é inevitável, mas uma questão de escolha.*

Um empreendedor deve estar consciente de que quem sobe no pódio sem riscos triunfa sem glória. Ele não acredita em sorte, azar, destino, mas nas ferramentas que tem para ser autor da sua história.

Para ser empreendedor é necessário trabalhar perdas e frustrações. É necessário superar as dores da existência e usá-las para esculpir a personalidade. A sociedade, as universidades, as empresas, as famílias, as igrejas e demais instituições sociais precisam de empreendedores. Os empreendedores são o oxigênio e a inspiração da sociedade.

São os empreendedores que fazem a diferença nos ambientes. Eles ajudam, abrem caminhos, conquistam, enxergam o que não está diante dos olhos, corrigem erros, previnem falhas, motivam pessoas, trazem soluções que ninguém trouxe. Você é um empreendedor? Gostaria de sê-lo?

A vida é um labirinto: a diferença entre um grande e um pequeno líder

Se você almeja ser um empreendedor, terá de enfrentar a vida de forma diferente. Terá de enxergar a família, o trabalho e as instituições como labirintos exteriores. Terá também de enfrentar o anfiteatro dos pensamentos, o território da emoção e os solos da memória como labirintos interiores. Em cada labirinto, há lições para aprender e terrenos para ser conquistados.

6 Por que enxergar os ambientes em que vivemos como labirintos? Porque eles têm curvas imprevisíveis, compartimentos desconhecidos, situações inesperadas. Os que desejam ser empreendedores precisam ter consciência de que a vida é uma grande escola, mas pouco ensina para quem não sabe ser um aluno...

7 Seu maior desafio será penetrar nesses labirintos e explorá-los saudavelmente. Para isso precisará de coragem para caminhar e humildade para corrigir rotas. Você tem essas características? Errará não poucas vezes, mas esse é o preço para as grandes conquistas. Precisará saber que mais grave do que errar é se omitir, não tentar.

8 Ao entrar nesse labirinto, o grande perigo é achar que sabe, ser dominado pelo orgulho e não se colocar como eterno aprendiz. Quem acha que sabe educar poderá não conquistar seus filhos e alunos. Quem acha que entende do amor poderá perder quem ama. Quem está convencido de que sabe a melhor maneira de trabalhar poderá fechar o leque da sua inteligência para outras possibilidades.

9 As crenças, os paradigmas e os preconceitos que estão nas matrizes da memória são seu maior obstáculo para ser um empreendedor. Um empreendedor deve ser uma pessoa aberta e ter um senso refinado de observação. Não podemos nos esconder atrás dos nossos diplomas, *status*, condição financeira.

10 Devemos perceber rapidamente as pequenas mudanças e procurar tomar atitudes. Não espere o amor morrer para depois tentar ressuscitá-lo. Não espere os filhos ficarem doentes para depois tratá-los. Não espere estar superado profissionalmente para depois tentar com desespero reciclar-se.

11 Alguns lidam com as finanças de maneira inadequada. Não percebem que a vida é um labirinto, que ninguém conhece os eventos que o amanhã nos trará. Gastam mais do que ganham,

tratam seu dinheiro como se viessem de uma fonte inesgotável. Não percebem que o estresse financeiro é uma grande causa da ansiedade moderna.

12 Muitas doenças psíquicas, relacionamentos desfeitos e empresas falidas seriam evitados se fôssemos mais rápidos para enxergar os problemas. Infelizmente, somos lentos para perceber as mudanças e lentos para reagir.

13 Precisamos ser empreendedores. Todavia, se falharmos, não devemos ter vergonha de dizer: "Eu errei". Se precisarmos de ajuda, não devemos ter receio de falar: "Ensine-me". Se errarmos o caminho, não devemos ter medo de recomeçar.

14 Um empreendedor não é infalível nem perfeito. Ele cai e se levanta. Não lamenta os seus fracassos, agradece a possibilidade de estar no páreo. O anfiteatro da sua mente não é controlado pela teimosia e autossuficiência, mas é uma esponja que absorve com modéstia as experiências dos outros.

15 Ele sabe a diferença entre um pequeno líder e um grande líder. Um pequeno líder enxerga os grandes erros, um grande líder enxerga os pequenos erros; um pequeno líder vê a casa desmoronar, um grande líder enxerga as pequenas rachaduras e previne seu desabamento.

16 Você é um grande líder? Enxerga os pequenos problemas?

Exigindo flexibilidade e criatividade

17 Na vida há situações imprevisíveis e inevitáveis. Precisamos da sabedoria para suportá-las, compreendê-las e superá-las. Há períodos em que o nosso trabalho transcorre muito bem, nossos íntimos nos amam, nossos amigos estão próximos, nossas metas são concretizadas. Conseguimos encontrar um "estoque" abundante de tudo o que mais amamos.

18 Já encontrou uma pessoa que você ama e se sente feliz ao seu lado? Já conquistou um trabalho que o realiza e lhe dá prazer? Já encontrou pessoas que o admiram pelo que você é e não pelo que você tem?

19 Há outros períodos em que as cobranças surgem, o tédio aparece, os amigos ficam distantes, as angústias criam raízes, o desânimo brota. Ficamos sem oxigênio. Aí entra o problema. Temos de escolher entre nos aventurarmos no labirinto para reconquistar o que perdemos ou ficarmos lamentando a situação, esperando um milagre ocorrer ou a sorte mudar. Muitos esperam anos em vão. Morrem sem conquistar. São controlados pelo destino em vez de controlar seu destino.

20 Nos momentos de turbulência, as dúvidas surgem. Será que o labirinto não é perigoso? Será que não sofrerei mais ainda ao percorrer lugares desconhecidos? Será que as pessoas não pensam que eu sou um derrotado? Será que não é mais fácil ficar paralisado do que mudar de atitude para conquistar o que eu amo? Será que vale a pena correr riscos para ser um pai melhor, um amigo mais profundo, um profissional mais competente, um amante mais sensível?

21 Os que sucumbem ao calor das suas dúvidas e inseguranças são derrotados. Um empreendedor tem dúvidas, mas não é aprisionado por elas. Como você se comporta quando o que você mais ama está se dissipando? Fica com raiva, sente medo, culpa os outros? Um empreendedor não culpa os outros, mas decide mudar. Ele escolhe caminhos e não apenas detecta erros.

22 Um professor empreendedor não apenas dá com maestria suas aulas, mas conquista o território da emoção dos seus alunos, conta-lhes histórias, conta as aventuras dos cientistas para produzir conhecimento, inspira-lhes a inteligência, prepara-os para a vida.

23 Um executivo empreendedor não apenas trabalha bem com gráficos e dados lógicos, mas transmite sensibilidade, elogia seus

liderados, vê além do horizonte, sorri no caos, demonstra que é nas dificuldades que se conquistam as melhores oportunidades.

24 Um amante empreendedor não acha que o amor é inesgotável. Por isso, cultiva-o e irriga-o. Encanta sua esposa ou seu marido, seu namorado ou namorada. Liberta-se da prisão do ciúme e dá liberdade para quem ama. Não gasta energia tola com brigas e acusações. Sabe que a vida é tão breve como as gotas de orvalho que se dissipam ao calor do sol. Aproveita seu tempo, faz do seu relacionamento uma poesia, um canteiro de respeito e amor.

25 As melhores coisas de sua vida precisam ser cultivadas. Infelizmente, alguns maridos só descobrem que suas esposas estão profundamente feridas por eles quando elas pedem o divórcio. Algumas esposas só percebem que seus casamentos estão destruídos quando a última gota de amor seca. Algumas pessoas só investem em qualidade de vida quando estão no leito de um hospital.

26 Infelizmente, há muitas pessoas fechadas num casulo. São cultas, mas engessadas. São eloquentes, mas não sabem falar a linguagem da emoção. Querem ser líderes em suas empresas e nas instituições, mas não são líderes de si mesmas.

27 Se você souber abrir as janelas da sua mente, ampliar a arte de pensar e praticar as leis da qualidade de vida deste projeto, então, os labirintos que você vive não serão um terreno perigoso, um deserto, um cárcere, mas um ambiente em que você realizará seus mais belos projetos.

28 Dez passos para se tornar um empreendedor

1- Antecipe-se às mudanças. Melhor do que corrigir erros é preveni-los.
2- Se não conseguir prevenir erros, apure seu senso de observação. Observe pequenos problemas (trincas) para evitar grandes desabamentos.

3- Não é possível evitar todos os riscos. Lembre-se: Quem vence sem risco é coroado sem glória.
4- Não lamente, não reclame, não culpe os outros, não se culpe.
5- Só não muda de ideias quem não tem ideias. Mude tantas vezes quantas forem necessárias.
6- Os ambientes em que você vive são labirintos. Tenha coragem para reconhecer erros e sensibilidade para corrigir rotas.
7- Nunca desista de quem ama.
8- Nunca desista de si mesmo.
9- Controle seu destino e não seja controlado por ele. Construa suas oportunidades.
10- Faça da sua vida um grande desafio e um eterno aprendizado. Agradeça a Deus a oportunidade de existir e caminhar.

29 Ao longo dos anos atuando como psiquiatra e psicoterapeuta e pesquisando os segredos da mente humana, tive uma convicção: Todo ser humano, seja ele rei ou súdito, intelectual ou iletrado, atravessa momentos difíceis e angustiantes. Infelizmente, como já disse, quando não temos problemas, nós os "fabricamos".

30 Basta sentir que precisa de alguém que você sofrerá frustrações. Basta amar e ter amigos que as incompreensões virão. Basta querer trabalhar em equipe e motivar pessoas que as discussões surgirão. Mas isso não depõe contra a vida, faz dela uma poesia. Quanto mais incrustado o ouro estiver na rocha, mais precioso ele será.

31 Não pense que as pessoas são complicadas, pense que você é que não está tendo habilidade para conquistá-las. Não considere seu trabalho estressante, talvez você é que não esteja conseguindo

transformá-lo num oásis. Para muitos, a dor é um problema; para os sábios, é a sua escola. As doze leis do PAIQ objetivam dar a você ferramentas para ser um sábio empreendedor.

O MESTRE DOS MESTRES DA QUALIDADE DE VIDA

O maior empreendedor da história

32 Jesus Cristo nasceu num estábulo, não frequentou uma faculdade, era carpinteiro de profissão, não andou mais do que trezentos quilômetros do lugar onde nasceu, não tinha uma equipe de *marketing*, não possuía exércitos, não controlava as pessoas; entretanto, tornou-se o maior empreendedor da história.

33 Ele convidou pessoalmente um pequeno grupo de jovens para segui-lo de perto. Sua escolha foi estranha, pois as características de personalidade que eles possuíam não eram recomendáveis. Eram tensos, irritados, impulsivos, inseguros, exclusivistas, egoístas, individualistas.

34 Provavelmente, nenhum deles passaria no teste de psicologia para trabalhar em uma empresa, para dirigir pessoas, a não ser Judas que, aparentemente, era o mais moderado. Mas Jesus era um escultor da personalidade humana, um grande gestor de pessoas e um grande sonhador. Sabia como transformar seus sonhos em realidade. Ele controlava seu destino.

35 Os seus discípulos causaram-lhe problemas, decepções e constrangimentos. Mas ele não estava preocupado com resultados imediatos. Figurativamente falando, não usou a madeira para se aquecer, pois sabia que um dia ela se esgotaria e o frio retornaria. Usou as sementes.

36 Plantou as sementes da tolerância, do perdão, da serenidade e do amor no coração psíquico desses jovens. Um dia, ele morreu da forma mais inumana possível. Parecia que seu sonho acabara. Mas as sementes germinaram no espírito deles, cresceram no calor das dificuldades, foram irrigadas com lágrimas e, por fim, eles foram transformados na mais fina casta de pensadores. O resultado?

37 Obteve uma grande floresta. Nunca mais lhe faltou madeira para se aquecer. Hoje, mais de dois bilhões de pessoas o seguem, pertinentes a inúmeras religiões. E o resto da humanidade que não o segue admira-o profundamente. Muitas das suas ideias permeiam o Budismo. No Alcorão, Maomé o exalta em prosa e verso.

38 Só o maior empreendedor de todos os tempos poderia dividir a história em antes e depois dele. Dividiu o pensamento e os corações humanos. Conquistou a humanidade. Fez tudo isso sem derramar uma gota de sangue, discursando sobre o amor e discorrendo sobre a mansidão.

Não tendo nada, mas tendo tudo

39 O Mestre dos mestres trabalhou como artesão cada lei da qualidade de vida em seus discípulos. Foram poucos anos de um excelente aprendizado. Eles aprenderam a ser autores da sua história, fazer das pequenas coisas momentos inigualáveis, libertar a criatividade, liderar os pensamentos, governar suas emoções, proteger a memória, dialogar, fazer a Mesa-Redonda do "Eu".

40 Após sua morte, seus discípulos não tinham dinheiro, fama, proteção, mas tinham tudo que todo ser humano sempre desejou: alegria, paz interior, segurança, ânimo, sentido de vida. Eles não tinham nada, mas tinham tudo. Eram discriminados,

mas tinham inumeráveis amigos. Sofriam perdas, mas tinham esperança. Eram aprisionados, mas cantavam alegremente. Eram livres.

41 Jesus não prometeu a eles plantio sem tempestades, caminhos sem riscos, trajetórias sem acidentes, trabalhos sem dificuldades. Mas prometeu força nas perdas, sabedoria nas tormentas, consolo no desespero. Era incrível, mas nos lábios deles havia um agradecimento diário pelo espetáculo da vida.

42 Não exigiam nada dos outros, nem os dominavam. Eram promotores da liberdade interior. Foram tolerantes com seus opositores, pacificadores dos aflitos e compreensivos com a loucura dos que os açoitavam.

43 Não eram cultos, mas adquiriram uma cultura fabulosa. As cartas que Pedro e João escreveram revelam uma criatividade, inteligência e sensibilidade que deixa pasmada a ciência moderna.

44 As sementes e os sonhos que Jesus plantou vão ao encontro dos mais belos sonhos da filosofia, da psicologia, da sociologia, das ciências da educação. Nunca a vida valeu tanto, nunca a dignidade alçou voo tão alto, nunca a solidariedade foi tão sólida.

Que tipo de história nós estamos escrevendo?

45 Somos fagulhas vivas que cintilam durante poucos anos no teatro da vida e depois se apagam tão misteriosamente quanto se acenderam. Nada é tão fantástico quanto a vida, mas nada é tão efêmero e fugaz quanto ela.

46 Hoje estamos aqui, amanhã seremos uma página na história. Um dia, tombaremos na solidão de um túmulo e ali não haverá aplausos, dinheiro, bens materiais. Que história escrevemos? Que sementes plantamos?

47 Se a vida é tão rápida, não deveríamos, nessa breve história do tempo, procurar os mais belos sonhos, as mais ricas aspirações? Pelo que vale a pena viver? Quais sonhos nos controlam? Quais são as nossas metas e os nossos maiores empreendimentos?

48 Alguns têm depressão, ansiedade, estresse, não por consequência dos conflitos da sua infância, mas pela angústia existencial, pela falta de um sentido de vida sólido. Lembre-se do que estudamos: alguns têm fortunas, mas mendigam o pão da alegria; têm cultura, mas falta-lhes o pão da tranquilidade; têm fama, mas são parceiros da solidão. Erraram o alvo.

49 Um dos mais populares cantores brasileiros disse certa vez que tinha tudo o que uma pessoa podia desejar, mas não tinha prazer de viver. Solidão, tédio, falta de sentido de vida e vazio existencial não faziam parte do dicionário do Mestre dos mestres.

50 Até quando o corpo de Jesus morria na cruz, ele ainda era um grande empreendedor, um conquistador do território da emoção. Era capaz de surpreender as pessoas com frases inesquecíveis.

51 O chefe da escolta dos soldados, encarregado de executar a sentença de Pilatos, apurou seu senso de observação aos pés da cruz e foi conquistado por ele. Cada reação de Jesus golpeou sua insensatez e abriu as janelas da sua inteligência. Deixe-me dar um exemplo dessas reações.

52 Na hora mais dramática da crucificação, a primeira hora, Jesus sofreu uma dor insuportável. Não havia espaço para ter outra reação a não ser gritar, ter reações violentas, reagir por instinto. Mas, para a nossa admiração, ele esqueceu-se de si e bradou ao seu Pai que perdoasse seus executores. Do ponto de vista psiquiátrico é impossível para um crucificado ter um raciocínio lúcido, quanto mais afetivo e altruísta como o de Cristo.

[53]Ele disse que seus carrascos não sabiam o que faziam. Expressou que eles eram escravos do sistema, cumpriam ordens sem refletir, não eram livres. Por isso, com lábios trêmulos, desculpou-os sem que eles lhe pedissem desculpas. Compreendeu homens incompreensíveis. Perdoou homens imperdoáveis. Que inteligência é essa que deixa extasiada a sociologia e a psicologia?

[54]O Mestre dos mestres é o ser humano mais famoso da história, mas um dos menos conhecidos nas magníficas áreas da sua personalidade. Espero que neste projeto ele tenha sido um pouco mais desvendado. Ele foi o maior educador, psicoterapeuta, socioterapeuta, pensador, pacifista, orador, vendedor de sonhos, construtor de amigos, executivo, empreendedor, promotor da qualidade de vida de todos os tempos.

Painel I
Pontos sugeridos para reflexão e discussão:

(Não tenha medo de trocar experiências, chorar e contar suas dificuldades.)

1 - Ser um empreendedor é criar oportunidades. Você tem criado oportunidades para ter grandes conquistas? Enfrente seus labirintos com coragem ou tem medo do desconhecido?

2 - Você percebe os pequenos problemas no seu trabalho, na relação com os filhos, esposa ou marido, ou só descobrre quando o mundo está desabando? Você tem coragem para tomar atitude para reconquistar o que mais ama?

3 - Você tem sido um profissional, um pai ou mãe, um jovem, um amante, empreendedor? Tem tido coragem para levantar e cair? Tem libertado sua criatividade para encantar as pessoas, trazer soluções que ninguém trouxe, prevenir erros, corrigir falhas? Enfim, você tem feito a diferença nos ambientes em que atua?

4 - O Mestre dos mestre conquistou as pessoas sem controlá-las, pressioná-las ou dominá-las. Você expõe ou impõe suas ideias? Você influencia positivamente o ambiente?

5 - Ele não prometeu aos seus discípulos caminhos sem riscos, trajetórias sem acidentes, trabalhos sem dificuldades. Mas prometeu força nas perdas, sabedoria nas tormentas, consolo no desespero. Você tem força, sabedoria e consolo nessas situações?

Painel II

Exercícios para prática diária:

1 - Faça um relatório das características da lei "Ser um empreendedor", descritas no início deste capítulo, que você precisa desenvolver.

2 - Dentre os dez passos para ser um empreendedor, aponte o que você mais precisa trabalhar na sua personalidade.

3 - Não tenha medo dos fracassos, tenha, sim, receio de não tentar. Não engrosse a massa de pessoas frustradas, esteja preparado para os desafios sociais e profissionais.

4 - A vida é um labirinto. Portanto, planeje sua vida. Nunca gaste mais do que ganha nem gaste tudo. Ninguém sabe quais serão os vales que vai atravessar no futuro.

5 - Se você é um profissional, liberte-se do cárcere da insegurança e saia da zona de conforto dos seus diplomas, *status* e sucessos antigos. Seja um conquistador. Explore o desconhecido.

6 - Se você é um estudante, valorize seus estudos. Ame a sua escola e seus professores. Tenha coragem. Empreenda sem medo de falhar. Se falhar, repense sua vida, mas não recue. Seja um pensador.

Faça um relatório dos seus exercícios durante a semana. O que praticou e qual foi o resultado?

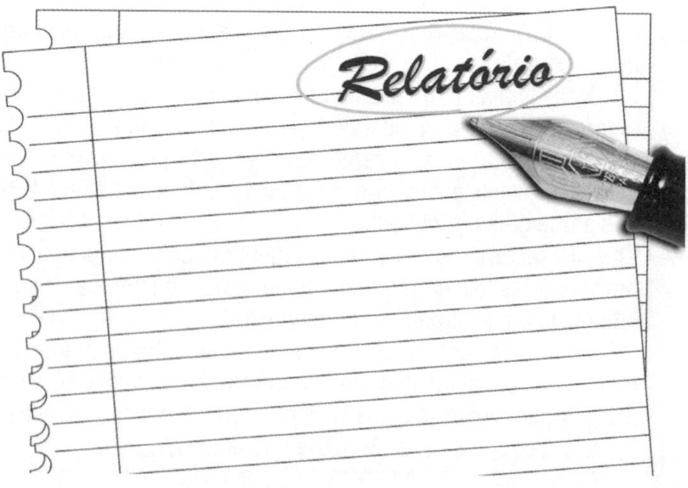

Capítulo 11

INTELIGÊNCIA ESPIRITUAL: SUPERANDO CONFLITOS EXISTENCIAIS

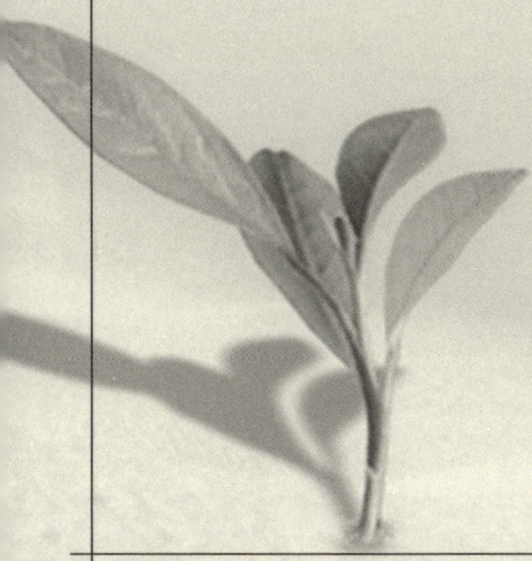

11ª
Lei da qualidade de vida

Décima primeira semana do PAIQ

[1] Inteligência Espiritual é:

1 Ter consciência de que a vida é uma grande pergunta em busca de uma grande resposta.

2 Procurar o sentido para a vida e a razão para a vivência.

3 Procurar entender, independente de uma religião e de acordo com nossa cultura, os mistérios da vida e os segredos do Autor da existência.

4 Investigar respostas para as perguntas que a ciência não tem como responder: Quem somos? Para onde vamos? O fim é o começo ou o começo é o fim?

5 Ter consciência da temporalidade da existência.

6 Descobrir esperança na desolação, conforto na tribulação, coragem nas perdas, sabedoria no caos.

2 Por que Inteligência Espiritual é uma lei da qualidade de vida? Porque a vida é belíssima, mas brevíssima e, por ser breve, deve ser vivida com intensidade e sabedoria. Porque há um desejo irrefreável no cerne do ser humano de conhecer sua própria origem. Desde os primórdios da sua existência ele procura pelo seu Criador. Porque a religião é a única instituição que nunca se dissipou, é o único império que nunca caiu.

3 Porque a espiritualidade regada com a serenidade traz a paz social, estimula o amor, enriquece o prazer; mas, controlada pelo radicalismo e o autoritarismo, produz a discórdia, promove o ódio, gera a angústia. Porque todo o sistema social ligado ao consumo, estética, lazer, clubes, trabalho, não consegue saciar o espírito humano. Porque as mesmas inquietações que perturbavam os povos primitivos ainda perturbam o homem moderno. Dentre elas, a morte, o fim da existência.

4 A vida humana é uma história em que não se aceita um ponto final, apenas o uso da vírgula. Mesmo quando aceitamos a morte, na realidade, estamos rendendo homenagem à vida. O "eu" não aceita o fim da existência, o caos último, o nada em si, o seu próprio extermínio. Ele só se consola se acreditar na continuidade da vida.

5 O fenômeno do fim da existência está impregnado diretamente em quase todos os campos da atividade humana. O sistema policial, as forças armadas, a medicina, a enfermagem, o sistema de coleta de lixos, tratamento de água, o sistema de vacinação, a tecnologia de preservação dos alimentos, a tecnologia de segurança dos carros têm ligação estreita com a qualidade de vida e com o fim da existência.

6 A morte é um fenômeno tão relevante para o ser humano que está também fortemente presente na indústria de lazer. Na literatura, em particular na ficção, esse fenômeno frequentemente tem grande destaque. Como na pintura.

Hollywood não existiria sem o fenômeno da morte e da fragilidade da vida humana retratados nos filmes de guerras, policiais, terror, ficção científica, aventura.

7 O fenômeno do fim da existência e as indagações do espírito humano por desvendar essa origem reforçam a tese de que procurar Deus não é sinal de fraqueza humana, mas da grandeza da sua inteligência. A procura pelo Autor da existência é um golpe inteligentíssimo do intelecto. Até quando uma pessoa discute seu ateísmo, ela está procurando compreender e aliviar suas inquietações existenciais.

A frustração da ciência: a implosão do ateísmo

8 Questionar a existência de Deus é oportuno, pois sabemos que a humanidade está atravessando uma crise nunca antes vivida. A ciência avançou no século XX mais do que em todos os séculos passados. Agora, em pleno terceiro milênio, o conhecimento dobra numa velocidade espantosa. No passado, dobrava a cada duzentos anos, hoje dobra a cada cinco ou dez anos.

9 A ciência, no início do século XX, prometeu muito para o ser humano. Ela traria o paraíso para a terra, promoveria a igualdade, fraternidade, justiça, direitos humanos, distribuição de alimentos. A ciência seria o deus da humanidade. Muitos acreditaram nessa promessa e nos paradigmas do conhecimento e, assim, se tornaram ateus. Houve uma explosão do ateísmo na primeira metade do século XX.

10 A ciência prometeu muito, mas não cumpriu suas promessas. Como vimos, a solidão, o estresse, a ansiedade, os sintomas psicossomáticos, a SPA, a depressão, as crises nos relacionamentos e a farmacodependência têm atingido

patamares importantíssimos. A desigualdade entre as nações, a fome que acomete centenas de milhões de pessoas, o terrorismo, a discriminação e as guerras não foram extirpados.

11 Então se descobriu que o problema não estava na ciência, mas nos solos da psique e do espírito humano. A ciência avançou muito, o ser humano avançou pouco; em vários aspectos, regrediu. A decepção da ciência despertou a humanidade. O ateísmo foi implodido. As pessoas voltaram-se para a espiritualidade, os cientistas voltaram-se para a ideia de Deus.

12 Para alguns cientistas da física, o mundo físico não pode ser completamente "matematizável", ou seja, ser explicado e mensurado pela matemática, pois tem muitos fenômenos inexplicáveis que ultrapassam os limites da lógica.

13 Há diversos cientistas afirmando que a teoria quântica na física, que é tão importante como a teoria da relatividade de Einstein, concebe a ideia de que há um Deus no Universo, uma consciência cósmica, uma causalidade descendente.

14 Os físicos têm suas razões para crer em Deus. Contudo, os pesquisadores da psicologia, na minha opinião, se conhecessem mais detalhadamente o campo da energia psíquica e o processo de construção de pensamentos, teriam mais motivos do que os físicos.

Deus é real ou uma invenção do cérebro?

15 Como autor da teoria da Inteligência Multifocal, descobri que as maiores evidências de que há um Deus no Universo não estão no mundo físico, mas no cerne da psique humana.

16 Gostaria de enfatizar que houve períodos da minha vida em que rejeitei a ideia da existência de Deus. Procurá-lo era perder tempo no imaginário. Deus era fruto do cérebro.

Entretanto, ao me debruçar na pesquisa sobre os fenômenos que constroem cadeias de pensamentos, fiquei pasmado.

17 Encontrei evidências claras de que diversos fenômenos psíquicos que estão na base do funcionamento da mente ultrapassam os limites da lógica. Eles não se explicam por si mesmos, como o fenômeno da psicoadaptação e o fenômeno do autofluxo.

18 A energia psíquica se transforma num processo contínuo e irrefreável. Pensar não é uma opção do homem, é inevitável. Podemos gerenciar os pensamentos, mas não interrompê-los. Tais fenômenos só podem ter sido concebidos por um Criador. Deixe-me dar um exemplo.

19 Sabemos que dois cientistas interpretando um mesmo fenômeno produzem conhecimentos distintos, pois têm culturas, capacidade de observação e personalidades distintas. Mas o que é fascinante é que esse mesmo processo ocorre com um mesmo cientista. Um mesmo cientista interpretando um mesmo fenômeno em dois momentos diferentes também produz conhecimento distinto, ainda que não o deseje. Por quê?

20 Porque nunca somos os mesmos. O processo de interpretação não é linear, matemático, completamente lógico. A cada momento de interpretação, dezenas de variáveis fazem-nos produzir cadeias de pensamentos e emoções distintas. Um exemplo simples: uma mulher não interpreta do mesmo modo a mesma roupa em dois momentos distintos. Na quarta ou quinta vez que a usa sua reação psíquica será distinta da primeira vez. Ela psicoadaptou-se à roupa. A roupa é a mesma, mas ela não é mais a mesma.

21 O mesmo carro, quadro de pintura, arquitetura da casa, objeto, relacionamentos, produzem diferentes interpretações. Nossa visão de mundo está em constante processo de mutação, ainda que não percebamos. Produzimos a lógica da matemática,

mas nossa inteligência é tão espetacular que não cabe dentro de um mundo lógico. Quem a teceu?

22 Num instante podemos estar alegres e noutro apreensivos; num tranquilos e noutro ansiosos. Que tipo de energia constitui nossas emoções que as faz mudar de natureza em frações de segundos?

23 Às vezes, diante de um pequeno problema, reagimos com grande ansiedade e, diante de um grande problema, reagimos com tranquilidade. A matemática da emoção rompe com os parâmetros da matemática numérica, o que nos torna belos e, por vezes, imprevisíveis e complicados.

24 A energia emocional tão criativa, livre e imprevisível pode ser fruto apenas do metabolismo cerebral? Não! O metabolismo cerebral é lógico e linear para explicar o mundo emocional e o sistema de encadeamento distorcido no processo de construção de pensamentos.

25 A teoria da evolução de Darwin, apoiada pelas mutações e variabilidade genética, pode explicar a adaptação das espécies diante das intempéries do meio ambiente, mas não explica os processos ilógicos que ocorrem nos bastidores da alma humana. Ela é simplista demais para explicar a fonte que gera o mundo das ideias e das emoções. A psique ou alma humana precisa de Deus para ser explicada.

26 Há um campo de energia que coabita, coexiste e cointerfere intimamente com o cérebro, mas que ultrapassa seus limites. Algo que chamamos de alma, psique e espírito humano. Algo que clama pela continuidade da vida, mesmo quando se perde o prazer de viver. Algo que clama por esperança, mesmo quando o mundo desaba sobre nós.

27 Tenho muito que falar sobre esse assunto, mas não há oportunidade aqui. Só quero concluir que os fenômenos que constroem a inteligência me convenceram de que Deus não é

uma invenção de um cérebro evoluído que resiste ao seu fim existencial. Deus não é uma ideia do cérebro, o cérebro é uma ideia de Deus.

Em busca da eternidade. A intuição criativa

28 Einstein disse, certa vez, que não compreendia como surgiram as inspirações que contribuíram para a descoberta da teoria da relatividade. Se a mente humana fosse estritamente lógica, o mundo intelectual seria programado e rígido. Não teríamos a inspiração, a criatividade, a angústia das dúvidas. Não teríamos uma ansiedade vital que nos estimula a abrir as janelas da inteligência para resolvê-la. Não haveria escritor nem leitor.

29 Certa vez, perguntaram para Einstein se ele cria em Deus. Perplexo com a pergunta, ele retrucou que um cientista como ele não poderia deixar de crer em Deus. Em outra ocasião, ele disse que estava mais interessado em conhecer a mente de Deus do que os fenômenos da física.

30 O pai da psicanálise, Freud, procurava a superação do fim da existência, apesar de ter sido um judeu ateu. O amor atropelou o pensador. O amor intenso de Freud por um dos seus netos que estava morrendo lentamente de tuberculose miliar abalou seus alicerces. Ele desenvolveu uma crise depressiva.

31 Sua depressão era sinal de fragilidade? De modo algum. Ela representava uma dramática reação inconsciente diante do fim da existência. A depressão de Freud era um grito do seu inconsciente pela eternidade.

32 Eu entendo o que Freud passou. Vivi situação semelhante. Perdi dois sobrinhos e uma cunhada subitamente. O carro em que estavam acidentou-se gravemente e incendiou-se. As crianças eram como filhos para mim. Meu querido irmão perdeu, na época, toda sua família.

33 Daria tudo o que tenho, todas as conquistas, todos os meus bens materiais para trazê-los de volta à vida. Choramos lágrimas incontidas. Todos os psiquiatras do mundo não poderiam nos consolar. Mas Deus foi nosso consolo na tempestade, nossa âncora na tormenta, nosso conforto na dor.

34 Quem somos? Para onde vamos? Como é possível resgatar a identidade da personalidade depois da morte se trilhões de segredos da memória se esfacelam no caos de um túmulo? Nenhum pensador encontrou tais respostas. Quem as procurou na ciência morreu com suas dúvidas.

Deus e a psiquiatria

35 Há um conflito existencial dentro de cada ser humano, seja ele um religioso ou um ateu cético, que a psiquiatria e a psicologia não podem resolver. A psiquiatria trata dos transtornos psíquicos usando antidepressivos e tranquilizantes, e a psicologia, usando técnicas psicoterapêuticas. Mas elas não resolvem o vazio existencial, não dão respostas aos mistérios da vida.

36 No cerne da alma e no espírito humano, há um "buraco negro", um vazio existencial que "suga" nossa paz diante das dores da vida e da morte. O fim da existência é o fenômeno mais angustiante do homem. Todos os povos desenvolveram um tipo de inteligência espiritual para entendê-lo e superá-lo.

37 Quando a fé se inicia, a ciência se cala. A fé transcende a lógica. O PAIQ se silencia diante da fé das pessoas. Ele é um projeto que defende que as pessoas sejam respeitadas em suas crenças e cultura. Cada um deve seguir a sua consciência, fazer suas escolhas e ser responsável por elas.

38 O que pretendemos é dar um choque de inteligência nessa delicada área. Não queremos dar um choque de lógica, mas de serenidade. Acreditamos que a fé ou espiritualidade, independente

da religião que se siga, pode e deve dar uma importante contribuição para o desenvolvimento da qualidade de vida.

39 Infelizmente, nem sempre ela dá essa contribuição. É muito fácil criar um deus à nossa imagem e semelhança e usá-lo para atemorizar e controlar as pessoas. Para expandir a qualidade de vida, a espiritualidade deve propiciar o desenvolvimento das funções mais importantes da inteligência:

1- Aprender a expor e não impor as ideias. Deve-se expor o que se pensa e o que se crê e não impor as ideias. Após expor as ideias, deve-se dar liberdade para os ouvintes rejeitá-las ou aceitá-las.

2- Pensar antes de reagir. A inteligência espiritual deve contribuir para o desenvolvimento da arte de pensar, lapidar os instintos, estancar a agressividade, o ódio e a raiva.

3- Capacidade de tolerância e solidariedade. A tolerância é a arte de respeitar as diferenças e a solidariedade é a arte de perceber as dores e necessidades dos outros e procurar supri-las.

4- O amor pela vida e pelo ser humano. A espiritualidade deve contribuir para o enriquecimento da emoção humana, desenvolvimento da sensibilidade, capacidade de perdão, compreensão, inclusão.

5- Sabedoria. A inteligência espiritual deve expandir a capacidade de reconhecimento dos erros, percepção das limitações, compreensão dos amplos aspectos da existência.

O MESTRE DOS MESTRES DA QUALIDADE DE VIDA

40 O discurso de Jesus envolvia os amplos aspectos da inteligência espiritual, como o perdão, a fraternidade, a

capacidade de trabalhar a dor física e emocional, a serenidade, a inclusão. Ele também tocava nos conflitos existenciais fundamentais da nossa espécie, tais como a angústia diante do fim da existência, a superação da morte, a eternidade, a felicidade inexaurível, a paz inesgotável, a justiça plena.

41 A sua fala a respeito da transcendência da morte e do sonho da eternidade abala ainda hoje os alicerces da medicina. A medicina, a mais poética das profissões, sucumbe quando fechamos os olhos para a existência. Nós, médicos, podemos fazer muito para uma pessoa que está viva, mas não podemos fazer nada para um corpo sem vida.

42 O desejo da medicina é prolongar a vida e aliviar a dor. Filosoficamente falando é a mesma aspiração das religiões. Só que a medicina é uma ciência natural e a espiritualidade é uma busca transcendental. Toda religião discorre sobre o alívio da dor, o prolongamento da vida, a superação do fim da existência. Sem dúvida, é um grande sonho. Entretanto, o fato é que um dia vivenciaremos sem amigos, filhos, conquistas, *status*, o maior fenômeno que depõe contra a vida. Entramos na vida sozinhos e nos despedimos dela sozinhos.

43 Temos milhões de livros científicos, mas não sabemos explicar os dois fenômenos mais importantes da existência: a vida e a morte. Vivemos numa bolha de mistérios. Os maiores enigmas do Universo se escondem na história de cada ser humano. Você é uma caixa de segredos. Sua vida e seu fim são inexplicáveis pela ciência clássica. Portanto, nunca se ache comum, sem importância.

44 Onde estão Confúcio, Sócrates, Platão, Alexandre (O Grande), Napoleão Bonaparte, Hitler, Stalin? Todos pareciam tão fortes! Cada um a seu modo: uns na sabedoria, outros na loucura. Mas, por fim, os anos se passaram e eles se despediram do breve palco da existência.

45 Como abordei, nada é tão drástico para a memória e para o mundo das ideias do que a morte. O córtex cerebral se decompõe, desorganizando completamente a colcha de retalhos que tece a nossa história. Sem história, não há leitura da memória, sem leitura não há construção de cadeias de pensamentos, sem cadeias de pensamentos não há consciência existencial. Sem consciência existencial o tudo e o nada se tornam a mesma coisa. Nada é tão grave para a inteligência quanto isso.

46 Por pesquisar o processo de construção de pensamentos, tenho ideia das consequências dramáticas da falência da vida. Isso me tornou uma pessoa diferente da média das pessoas. Não consigo ver a vida nem o fim da existência com superficialidade.

47 As pessoas que dizem que não se perturbam diante da morte são as mais frágeis emocionalmente. Falam sobre o que não refletiram. São as mais despreparadas para as reais turbulências existenciais.

48 As pessoas que têm ataques de pânico, que possuem um pavor súbito de morrer, são, do ponto de vista filosófico, as que têm mais lucidez na sociedade quanto à compreensão da fragilidade humana. O problema é que elas perdem a liderança do "eu", não administram sua emoção, não governam seus pensamentos e gravitam em torno da imagem mental fictícia da morte. Por isso adoecem.

49 Jesus tinha plena consciência da angústia do ser humano diante do fim da vida. Ele fez eloquente defesa sobre a continuidade da existência e a superação dos conflitos existenciais. Queria que cada ser humano fosse eterno, saudável, tranquilo, feliz, sábio.

50 Queria estancar as lágrimas das crianças que perderam seus pais, aliviar o desespero da procura incansável por eles. Queria aliviar a angústia dos pais que perderam seus filhos, que não mais sentirão seu calor nem ouvirão a sua voz.

[51]Queria consolar os que perderam pessoas queridas, irrigando-as com esperança diante da separação. Aliviaria os temores e produziria um consolo íntimo. A psicologia e a psiquiatria não têm como oferecer esse conforto emocional.

Os mais altos patamares da inteligência espiritual

[52]O que é fascinante no discurso de Jesus é que, apesar de discorrer sobre a eternidade com veemência, ele não pressionava as pessoas a seguirem suas ideias. Esse lado da sua inteligência espiritual encanta qualquer intelectual que o analisar.

[53]Não usava seu poder para que as pessoas gravitassem em torno dele. Quando ajudava as pessoas, era de se esperar que usasse sua influência para transformá-las em seguidoras.

[54]Uma das coisas que mais me impressionaram ao escrever a coleção Análise da Inteligência de Cristo é que, ao analisar os detalhes das suas reações nas suas quatro biografias ou evangelhos, percebi claramente que ele não cobrava nada das pessoas que ajudava. Ele falava para elas seguirem seus caminhos. E ia mais longe, pedia segredo a elas sobre o que ele havia feito, suplicava que não contassem para ninguém. É quase incompreensível sua maturidade e gentileza.

[55]Sua ética era uma poesia que exalava como perfume. Diferente da maioria de nós, o que ele fazia com uma mão não alardeava com a outra. Qualquer político ou líder da atualidade ama proclamar seus feitos, gosta de estar estampado na mídia. Alguns pagam para sair nas colunas sociais. O Mestre dos mestres pedia o silêncio.

[56]Tornou-se um fenômeno social sem precedente, pois era impossível ocultar alguém com sua inteligência, atitudes e oratória. Mas preferia ser discreto. Certa vez contou uma parábola nos encorajando a amar a discrição e a humildade, que são importantes características da inteligência espiritual.

57 Disse que, quando alguém fosse convidado para uma festa, ele deveria sempre procurar os últimos lugares, os de menos visibilidade social, e não os primeiros. Pois, ao se sentar nos primeiros lugares, poderia passar por um vexame público, se o anfitrião lhe pedisse para sair daquela posição dizendo que ela estaria designada a pessoas mais importantes. Mas, se ele se sentar nos últimos lugares e o anfitrião lhe pedir para tomar a posição dos primeiros, isso lhe seria uma honra.

58 Jesus nunca procurou os primeiros lugares. Ele nunca quis aparecer por aparecer. Jamais viveu em função do prestígio social. Por isso, alguns dias antes de morrer, ele estava na casa de um leproso, Simão, sentado ao redor da sua mesa e não fazendo reuniões de cúpula. Seu maior desejo era servir e não ser servido. Era dar e não receber. A única vez que aceitou estar acima dos outros foi quando esteve pendurado numa cruz.

59 A ciência, através do seu orgulho débil, desprezou a sabedoria do Mestre dos mestres. Desprezou também a sede pela inteligência espiritual que está na essência do ser humano. Felizmente, agora os ventos intelectuais estão mudando.

60 O ser humano tem plena liberdade de ser um ateu, seguir a sua consciência. Mas não há dúvida de que o desenvolvimento da inteligência espiritual através da oração, meditação e buscas de respostas existenciais, além de resolver conflitos internos, aquieta o pensamento, apazigua as águas da emoção e traz saúde para a psique.

Últimas palavras: um amor inexplicável

61 Embora fosse amante da discrição, as pessoas ficavam tão arrebatadas por seus gestos que não conseguiam deixar de segui-lo. Multidões constituídas inclusive de mulheres e crianças o acompanhavam até por lugares desérticos. Ele exalava um amor que atraía o espírito humano.

62 Certa vez, ele proferiu um discurso e usou uma figura de linguagem que abalou seus ouvintes. Disse que quem comesse da sua carne e bebesse do seu sangue teria a vida eterna. Ele se referia a comer das suas palavras, a beber da fonte da sua qualidade de vida. Mas, por não entenderem sua intenção, alguns ouvintes ficaram perplexos e o abandonaram. Nessa situação delicada, Jesus fitou os olhos dos seus discípulos mais íntimos e deu-lhes liberdade também de partirem.

63 A questão da eternidade sobre a qual Jesus discursou entra na esfera da fé e, portanto, foge da esfera deste livro. A ciência se cala diante da fé. Portanto, quem quiser discutir e entender esse assunto deve procurar líderes espirituais e teólogos. Aqui, o que eu quero analisar é a dimensão psicológica dos seus comportamentos.

64 Apesar da força do seu discurso, de proclamar que tinha os segredos da imortalidade, ele teve a coragem de dar opção a seus discípulos de esquecê-lo. Ele indagou sem meias palavras se eles queriam ou não abandoná-lo.

65 Os discípulos não esperavam uma atitude dessas. Já estavam com ele há mais de dois anos. Então, Pedro se adiantou e disse: "Para onde iremos se tu tens as palavras da vida eterna?". A atitude espontânea de Pedro de segui-lo livremente é o exercício mais nobre do direito de decidir. A esfera religiosa, assim como a política, são as áreas em que facilmente as pessoas são controladas, induzidas, dominadas. Mas o Mestre dos mestres deu-nos aqui lições belíssimas de liberdade.

66 Ele viveu na plenitude uma das funções mais excelentes da inteligência: a arte de expor e não impor suas ideias. Expunha sem medo e sem pressões os seus pensamentos, deixava às pessoas a opção de amá-lo ou rejeitá-lo.

67 Nem os pais mais sensíveis dão essa liberdade para seus filhos. Frequentemente, quando os filhos não reconhecem

seu valor, eles criticam sua ingratidão. Diariamente cobramos direta ou indiretamente resposta das pessoas. Nós nos doamos esperando a contrapartida do retorno

68 Para seguir Jesus, as pessoas tinham de ser livres. Deviam exercer o tão famoso e tão pouco compreendido fenômeno psicológico do livre-arbítrio. Recordemos alguns fatos.

69 Ele previu que seus discípulos o abandonariam no ato da sua prisão, mas não os chamou de cães ou de lobos, mas de dóceis ovelhas confusas sem seu pastor. Além disso, ele chamou Judas de amigo no ato da traição e alcançou Pedro com um olhar afetivo no ato da negação. A ambos ele quis dizer com a maior gentileza: "Eu os compreendo!". E não parou por aí. Teve a sensibilidade de perdoar aos carrascos que zombaram dele e que esmagaram seus punhos e pés no ato da crucificação.

70 Que homem é esse que ama incondicionalmente a humanidade? Que homem é esse que respeita a decisão humana até às últimas consequências? Que Mestre é esse que preferiu sempre compreender e nunca condenar, que preferiu esquecer os seus gemidos para enxugar as lágrimas dos outros?

71 Ele atingiu o topo da saúde psíquica no ápice da miséria humana! Seus gestos não têm precedente histórico. Ele praticou na plenitude a humanidade que os filósofos, os budistas, os islamitas, os líderes cristãos, os pensadores da psicologia, os intelectuais da psiquiatria, os sociólogos, os pedagogos, os juristas sempre sonharam.

72 Se vivêssemos uma pequena porcentagem do que ele viveu, provavelmente os presídios virariam museus; os policiais tornar-se-iam poetas; os generais, pintores; os psiquiatras, escritores; os seguranças dos aeroportos, músicos.

73 Toda minha bagagem como psiquiatra e cientista torna-se débil diante da dimensão do seu amor, paciência e sabedoria, que são os frutos mais excelentes da inteligência espiritual.

Tenho pesquisado os fenômenos psíquicos que constroem a complexa arte de pensar e o desenvolvimento da inteligência, mas analisar os segredos da sua personalidade me faz enxergar a minha pequenez.

[74] A única coisa que me resta é me colocar aos pés do Mestre dos mestres como um humilde aprendiz, como um pequeno aluno na sua escola de pensadores, como um simples estudante na sua universidade de qualidade de vida...

Painel I

Pontos sugeridos para reflexão e discussão:

(Não tenha medo de trocar experiências, chorar e contar suas dificuldades.)

1 - As mesmas inquietações que as tribos primitivas tinham o ser humano moderno também tem. O que somos? Quem somos? Para onde vamos? Analise se essas questões ocupam o palco da sua mente.

2 - O ser humano é um pergunta em busca de uma grande resposta. Você percebe que a vida é belíssima e brevíssima? A brevidade da existência o estimula a procurar um sentido mais profundo para sua vida?

3 - A ciência deu saltos espetaculares, mas não extirpou as mazelas físicas e, principalmente, as mazelas psíquicas do ser humano. A violência social, o terrorismo, a fome, a farmacodependência, enfim, os problemas da humanidade o incomodam? Você, de alguma forma, procura ajudar seu semelhante?

4 - A inteligência espiritual aquieta o pensamento, tranquiliza a emoção, traz consolo nas perdas, coragem nas injustiças, esperança no caos. Você tem apaziguado as águas da emoção? O futuro é um sonho ou um pesadelo para você?

5 - O fim da existência o assombra? O fato de a morte ser um fenômeno inevitável perturba? Você sofreu uma perda de alguém querido que até hoje o machuca?

6 - O Mestre dos mestre convidava as pessoas a segui-lo, mas não pressionava. Expunha e não impunha ideias. Surpreendia a todos com sua gentileza. Viveu na plenitude as funções mais importantes da inteligência. Você tem vivido tais funções? Procurar por Deus, independente de uma religião, tem enriquecido sua emoção e suas relações sociais?

Painel II

Exercícios para prática diária:

1 - Faça um relatório das características da lei "Inteligência Espiritual: superando conflitos existenciais", descritas no início deste capítulo, que você precisa desenvolver.

2 - Faça um relatório sobre o que você pensa da vida. Mencione suas dúvidas, inquietações e temores sobre o fim da existência.

3 - Procure ser fiel à sua consciência na sua procura por Deus. Exerça seu livre-arbítrio. Seja livre. Quem não é fiel à sua consciência tem uma dívida impagável consigo mesmo.

4 - Resgate seu sentido de vida. Procure algo do seu trabalho, compromissos, atividades sociais, que possa saciar seu espírito, dar motivação para viver.

5 - Participe de atividades filantrópicas. Doe-se para seu semelhante.

6 - Pense com liberdade e inteligência. Treine expor e não impor suas ideias.

7 - Avalie se a prática da inteligência espiritual, independente da sua religião, está desenvolvendo as funções mais importantes da inteligência.

Faça um relatório dos seus exercícios durante a semana. O que praticou e qual foi o resultado?

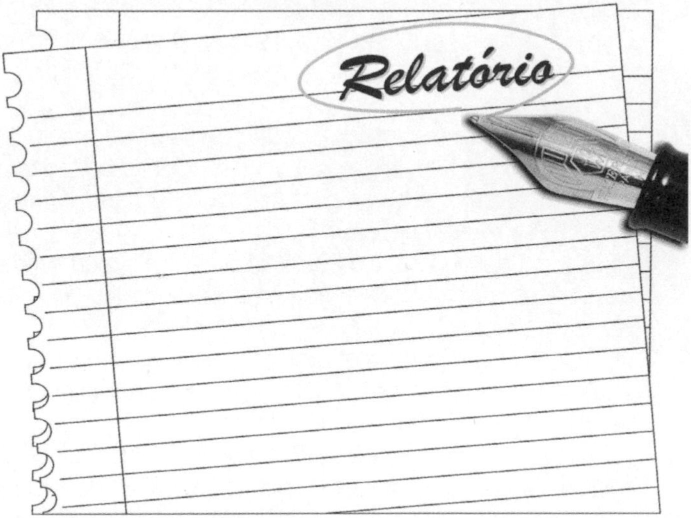

Capítulo 12

FAZER DA VIDA UMA FESTA, UMA GRANDE AVENTURA

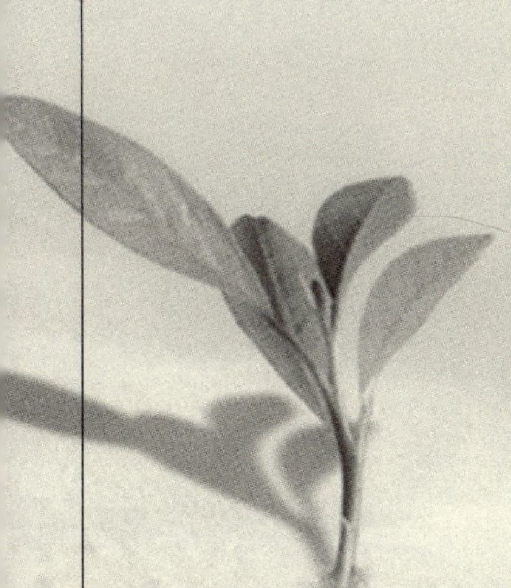

12ª
Lei da qualidade de vida

Décima Segunda semana do PAIQ

A filosofia da Academia de Inteligência

1 O diálogo está morrendo nas sociedades modernas. A solidão atingiu nossas casas, escolas e empresas. Estamos cada vez mais próximos fisicamente e mais distantes interiormente. Os pais escondem suas lágrimas dos filhos, os filhos ocultam seus sonhos dos pais. Os professores se escondem atrás do giz. Muitos se ocultam atrás do seu *status*, cultura e dinheiro. Falamos cada vez mais do mundo em que estamos, mas nos calamos sobre o mundo que somos.

2 O conhecimento se multiplicou como nunca na história, mas não estamos formando pensadores. A medicina, a psiquiatria e a psicologia avançaram intensamente, mas estatísticas demonstram que o normal é estar estressado e ansioso e o anormal é ser saudável. Que sociedade nós estamos construindo?

3 O ser humano é frequentemente um gigante no mundo de fora, mas um menino no território da emoção e no anfiteatro dos seus pensamentos. Muitos sabem lidar com questões lógicas,

mas não sabem lidar com suas lágrimas, extrair riquezas das suas perdas, lições das suas frustrações. A ciência nos levou a conquistar o imenso espaço e o pequeno átomo, mas não a conquistar nosso próprio ser. Ter qualidade de vida está se tornando uma miragem no deserto: bela, mas inalcançável.

4 O grande objetivo do PAIQ (Programa da Academia de Inteligência de Qualidade de Vida) é reverter esse processo. Trabalhamos Doze Leis da qualidade de vida. Cada lei é uma ferramenta preciosa da psicologia. Neste projeto, nossas vidas foram questionadas, nossas rotas revisadas, nossos horizontes ampliados.

5 Em cada capítulo foi abordada uma lei. Neles, estudamos áreas profundas do funcionamento da mente e do desenvolvimento da personalidade. Aprendemos como enriquecer nossa inteligência, expandir a sabedoria e transformar nossas relações sociais num oásis. Viajamos para dentro de nós mesmos. Foi uma grande viagem.

6 A primeira lei que estudamos foi: como ser autor da nossa história; a segunda: contemplar o belo; a terceira: libertar a criatividade; a quarta: ter um sono restaurador; a quinta: gerenciar os pensamentos; a sexta: administrar a emoção; a sétima: trabalhar os papéis da memória e reeditar o filme do inconsciente; a oitava: arte de ouvir e dialogar; a nona: arte do autodiálogo; a décima: ser empreendedor; a décima primeira: inteligência espiritual e os conflitos existenciais.

7 A décima segunda lei é fazer da vida uma festa, uma grande aventura, uma experiência de prazer. Nessa última lei vista agora não há estudos ou lições de casa: é um momento que deve ser vivido, sentido, refletido.

8 Devemos ser líderes de nós mesmos, exercitar a arte de pensar, libertar nossa inteligência, estudar, pesquisar, conquistar, enfim, fazer tudo o que analisamos nas onze primeiras leis da qualidade de vida. Mas na 12ª lei temos de parar, relaxar e viver intensamente a existência sem estarmos sobrecarregados em

nossa mente. Devemos brindar, celebrar e ser apaixonados pela vida. Há muitos que mendigam o pão da alegria e da tranquilidade em nossa sociedade.

9 Provavelmente, a grande maioria das pessoas tem no máximo duas ou três das leis que estudamos bem trabalhadas na sua personalidade. Deveríamos tê-las estudado desde os primeiros anos de vida, para que a sabedoria, a solidariedade e a arte de pensar fossem tecidas em nossa história. Infelizmente, isso não aconteceu. Mas uma luz brilhou na noite escura. Tivemos o privilégio de estudá-las agora.

10 Ao estudá-las, também tivemos o privilégio de analisar como o Mestre dos mestres da qualidade de vida as viveu. Fizemos uma investigação fascinante da sua personalidade. Não foi um estudo teológico ou religioso, mas psicológico. Estudo esse que cada pessoa, mesmo o mais ardente ateu, deveria fazer.

11 Investigamos como o Mestre dos mestres liderava seus pensamentos, protegia sua emoção nos focos de tensão, expandia a arte do prazer, resgatava a liderança do "eu" e formava pensadores. Descobrimos algumas causas que o levaram a ser feliz na terra de infelizes e viver a vida como um espetáculo único.

12 Jamais se esqueça de que sua vida é a maior empresa do mundo. Só você pode evitar que ela venha a falir. É sua responsabilidade protegê-la contra as pressões de fora e contra os conflitos de dentro. Há muitas pessoas que admiram e torcem por você. Elas precisam de você saudável, livre, alegre, sábio. Mas nunca se esqueça de que o maior carrasco do ser humano é ele mesmo.

13 O PAIQ mostrou-lhe a direção, mas só você pode caminhar. Deu-lhe a caneta e o papel, mas só você pode escrever a sua própria história. Mostrou-lhe como usar as asas da inteligência, mas só você pode alçar voo. Nunca gravite em torno da órbita dos outros e nunca controle os outros em torno da sua órbita.

14 Gostaria que você sempre se lembrasse de que ter qualidade de vida não é ter um céu sem tempestades, caminhos sem acidentes, trabalhos sem fadigas, relacionamentos sem decepções.

15 Ter qualidade de vida é saber valorizar tanto o sorriso quanto a tristeza. É ter humildade no sucesso e aprender lições nos fracassos. É agradecer os aplausos, mas saber que nas coisas simples e anônimas se escondem os melhores tesouros da emoção.

16 Ter qualidade de vida é ter consciência de que cada ser humano é um mundo a ser conhecido e uma história a ser explorada. Todas as pessoas têm riquezas escondidas dentro de si, mesmo as mais difíceis e complicadas, mesmo as que erram e fracassam continuamente. Garimpe ouro nos solos de quem você ama. Garimpe ouro dentro do seu próprio ser. Poucos sabem garimpá-lo, por isso, poucos veem dias felizes.

17 Ter qualidade de vida é não ter medo dos próprios sentimentos. É ter maturidade para falar: "Eu errei". Ter coragem para dizer: "Perdoe-me". É ter coragem para ouvir um "não". Ter segurança para receber uma crítica, ainda que injusta. É fazer novos amigos, mas nunca deixar os antigos para trás.

18 Ter qualidade é ser um navegante nas águas da emoção. Beijar os filhos prolongadamente, abraçar os pais afetivamente e olhar nos olhos de quem é especial para você e dizer com vibração: "Eu te amo!" "Eu preciso de você".

19 É ser um amigo de Deus e agradecer-lhe a cada manhã pelo milagre da vida... É saber que vale a pena vivê-la, apesar de todos os desafios, crises e dificuldades. Pois ter qualidade de vida é saber usar ferramentas psicológicas para extrair ganhos nas perdas, força no perdão, segurança nos solos do desespero, experiência nos vales do medo, alegria na terra da dor.

20 Acima de tudo, ter qualidade de vida é ter a convicção de que apesar das nossas falhas, defeitos e fragilidades a vida é...

21 UMA JOIA ÚNICA NO TEATRO DA EXISTÊNCIA...

FIM

Apêndice

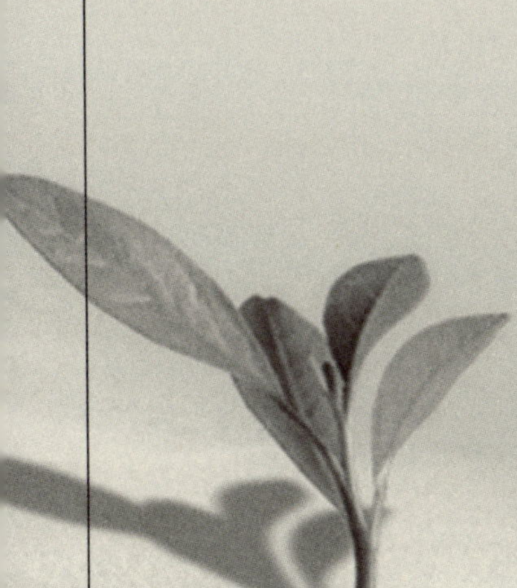

Vamos recordar

O leitor poderá usar este livro de três formas: 1- Poderá lê-lo como um livro normal, objetivando expandir sua inteligência, cultura, sabedoria; 2- Poderá praticá-lo individualmente como um programa, vivendo e incorporando cada lei da qualidade de vida em sua personalidade; 3- Poderá praticá-lo em grupo.

A execução em grupo é o objetivo principal do livro. Ela é emocionalmente rica, intelectualmente interativa, permite a troca de experiências, gera um aprendizado mútuo e constrói uma fascinante rede de relações sociais. Portanto, facilita a prática das leis da qualidade de vida e irriga a saúde psíquica e social.

A título de curiosidade, embora não haja estatísticas, cremos que, se não houver treinamento intelectual e emocional, provavelmente somente uma em cada cem pessoas consegue desenvolver três a quatro das leis da qualidade de vida aqui descritas bem trabalhadas em sua personalidade e uma em cada mil consegue desenvolver cinco a seis. Por isso, como vimos, o normal tem sido ser estressado e ansioso e o anormal tem sido ser saudável. Trabalhar bem uma lei é viver pelo menos 80% das suas características.

O PAIQ oferece uma oportunidade preciosa para o treinamento psíquico, a educação da emoção, o desenvolvimento das funções mais importantes da inteligência. Quanto mais importante o papel da educação menos será o da psiquiatria.

Como funciona o PAIQ

1- Todos os participantes dos grupos devem ler a APRESENTAÇÃO do PAIQ, contida antes do primeiro capítulo. Essa leitura deve ser feita antes da primeira reunião do grupo, pois ela não será objeto de estudo da primeira reunião. Na primeira reunião, já entraremos na 1ª lei da qualidade de vida.

Entretanto, o coordenador, antes de começar o estudo da 1ª lei, fará uma pequena síntese da Apresentação, das dinâmicas do grupo, tempo de duração das reuniões etc. Essa síntese deverá ser de no máximo 10 a 15 minutos. Nela, se preferir, o coordenador poderá ler alguns parágrafos mais importantes da Apresentação e das recomendações deste apêndice. Se optar pela leitura, o interessante é que cada participante possa ler um parágrafo.

2- Participantes: qualquer pessoa de qualquer cultura, religião, cor, *status* social e intelectual pode participar do programa. A faixa etária dos participantes vai da pré-adolescência à terceira idade.

3- Os grupos devem ter em média 15 participantes. De preferência devem sentar-se em círculo ou em U para que todos possam ver a face um do outro. Lembre-se de que a imagem diz tanto ou mais que as palavras.

4- Cada grupo terá um coordenador ou coordenadora que será responsável por convidar as pessoas, motivá-las, cuidar do bom andamento das reuniões, horário, local, enfim, cuidar dos aspectos práticos. Nas reuniões, o papel fundamental do coordenador não é controlar o grupo, mas ser um facilitador dos debates, da troca das experiências. Ele deve ler pelo menos duas ou três vezes este livro para se equipar bem. Contribuir com os outros exige de si.

5- O coordenador não é a pessoa mais importante ou capaz do grupo. Todos são igualmente importantes. Profissionais liberais, funcionários de empresas, professores, líderes espirituais, pais, jovens, podem ser coordenadores. Não é necessário ter curso superior para ser coordenador e nem ser da área de saúde e educação, embora tais profissões sejam bem-vindas. É necessário ter experiência de vida e motivação para ajudar os outros.

6- Recomendamos que cada participante tenha o seu livro para estudar e fazer as anotações e lições de casa.

7- O prazo de duração do PAIQ é de doze semanas. Cada participante poderá fazer o programa mais de uma vez por ano. Na segunda vez sempre fica mais fácil a assimilação.

8- O coordenador deve estimular a formação de novos coordenadores durante a execução do programa. Após o término do projeto, os novos coordenadores podem formar seus grupos nos locais onde atuam: escola, associações, empresas, bairros, instituições religiosas, sindicatos, grupos de amigos.

9- Sugerimos que o PAIQ comece a ser implantado nas empresas e escolas através de seus líderes, que ficarão incumbidos de ser futuros coordenadores para aplicá-lo nos demais funcionários e alunos. Orientamos que o programa seja realizado no horário de trabalho, pois trata-se de um investimento no ser humano. Uma reunião semanal de uma hora e meia não prejudicará o desenvolvimento do trabalho, ao contrário, será um instrumento que enriquecerá a inteligência, a qualidade de vida e a saúde emocional dos participantes.

Orientações para a dinâmica da reunião

1- Haverá uma reunião semanal de duração de 1 hora e 30 minutos. Como vimos, em cada semana será discutida em grupo uma lei da qualidade de vida.

2- Estimulamos os participantes a ler e, se tiverem tempo, até a estudar previamente o capítulo contendo a lei da qualidade de vida que será discutida em cada semana.

3- Primeira fase da reunião. O coordenador deverá fazer uma exposição (aula) de cada capítulo de no máximo 20 minutos, podendo enriquecê-la com suas experiências e informações. Se não quiser dar uma aula, poderá ler trechos do capítulo. Se ele desejar, pode solicitar que os membros leiam os parágrafos.

4- Segunda fase. Após a exposição do coordenador, ele abrirá a discussão em grupo. Essa é a fase mais importante. Cada membro deve ser motivado a: 1- emitir opiniões, 2- expor as experiências, 3- contar dificuldades. Nunca devemos nos esquecer deste princípio do PAIQ: *os frágeis escondem suas falhas, os fortes as reconhecem*. O coordenador deveria ser o primeiro a não ter medo de expressar seus sentimentos: "Eu preciso melhorar nessa área. Eu tenho essa dificuldade". Os membros que não quiserem falar não são obrigados a fazê-lo. O respeito é fundamental. Todavia, quem se cala pode prejudicar sua qualidade de vida.

5- Os membros do grupo devem guardar segredo de tudo que viram e ouviram. Se um membro tiver uma experiência que considera comprometedora e preferir se silenciar, deve ser encorajado a procurar um profissional de psicologia para contá-la. Não se esqueça de que as reuniões do PAIQ funcionam não apenas como uma escola de qualidade de vida e de pensadores, mas como ambiente onde se promove a socioterapia ou uma terapia social. Quando há um clima de respeito e compreensão, falar das experiências que nos machucam nos alivia, gratifica e nos dá ferramentas para superação..

6- Nessa segunda fase, cada membro tem, no máximo, cinco minutos para expor sua experiência. Se o tempo exceder, o coordenador deve pedir licença e educadamente dizer que o membro tem mais um minuto para encerrar sua fala. Até os mais tímidos podem construir belas interações.

7- O coordenador deve elogiar e agradecer a participação de cada membro após sua fala.

8- Aprender a ouvir é tão ou mais importante do que falar. Os membros não devem esperar grande eloquência dos participantes. Às vezes, podemos extrair ouro das mais simples experiências. Reuniões sem grandes emoções podem também conter ricas lições.

9- No final de cada capítulo há dois painéis.

O primeiro painel refere-se a pontos que sugerimos para a discussão em grupo. Esse painel deve ser lido silenciosamente ou em voz audível pelos membros do grupo durante a reunião e após a exposição do coordenador. Ele funciona apenas como um roteiro para estimular o debate de ideias e a troca de experiências.

O segundo painel refere-se a como praticar a lei da qualidade de vida. Existem exercícios práticos que todos os participantes devem ser encorajados a fazer durante a semana que sucede a reunião.

Observação

Aos coordenadores que preferirem a leitura do texto a dar uma aula sobre a lei da qualidade de vida, destacamos alguns parágrafos para serem lidos.

Encorajamos o coordenador a solicitar que os participantes leiam os parágrafos um após o outro.

Reiteramos ao grupo que estamos apenas dando sugestões. O coordenador pode decidir incluir outros parágrafos.

CAP. 1: 1-3-5-8-9-11-13-15-16-17-18-20-22-23-28-29-30-31-34-36-41-43-44-48-49-55-56-57-59-60-64-65-66-67-71.

CAP. 2: 1-2-3-6-8-9-11-12-16-19-20-21-27-28-29-33-34-37-38-39-41.

CAP. 3: 1-2-3-4-6-10-13-16-17-20-22-23-24-25-27-28-30-31-34-36-40.

CAP. 4: 1-2-4-7-8-9-11-13-14-15-16-19-21-22-23-25-26-28-28-32-33-35-36-37-38-41.

CAP. 5: 1-3-5-7-10-11-13-14-16-17-19-21-23-24-26-27-32-33-35-38-39-40-45-48-49-50-53.

CAP. 6: 1-3-4-8-10-11-12-13-14-17-23-25-26-27-28-34-36-39-42-43-46-51-52-54-61-62-63.

CAP. 7: 1-3-6-7-10-11-12-16-17-20-25-26-28-29-30-32-34-42-43-44-45-47-48-54-60.

CAP. 8: 1-2-3-4-6-7-9-10-11-14-18-19-24-27-28-29-36-37-39-41-42-46-48-49-53-54.

CAP. 9: 1-2-3-6-7-12-19-22-23-24-25-32-33-34-35-37-38-41-42-44-49-55-56-66-68-73-76-82-84-91-94-95-96.

CAP. 10: 1-3-4-7-9-12-13-14-20-21-25-26-28-30-33-35-36-40-42-48-52-53.

CAP. 11: 1-2-3-7-10-17-18-20-23-24-26-30-31-36-37-38-39-43-45-48-49-52-54-55-62-64-65-66-69.

CAP. 12: 1-2-5-7-8-10-12-13-15-16-17-19-20.

Cinco recomendações práticas

Estas recomendações devem ser lidas em voz audível na 1ª reunião.

1 **Horários**: Os atrasos dos participantes serão tolerados, mas recomendamos que se chegue no horário para não atrapalhar a dinâmica da reunião do PAIQ. Sugerimos que as reuniões sejam feitas sempre no mesmo horário e dia da semana.

2 **Fundo musical**: Seria bom que houvesse um fundo musical orquestrado durante as reuniões, mas não é regra. A música relaxa e abre as janelas da memória.

3 **Início da reunião**: Os participantes do grupo devem se cumprimentar fraternalmente ao iniciar a reunião, desejando uma excelente lição.

4 **Elogios durante a reunião**: Os membros do grupo devem ser aplaudidos quando contarem suas experiências durante a reunião, pois cada experiência é única e produzida por um ser humano único, a não ser que a experiência tenha conteúdo agressivo. As pessoas devem ter liberdade para chorar se desejarem. As pessoas que mais brilharam na história também choraram.

5 **Fim da reunião:** Seria bom que houvesse uma salva de palmas ao terminar a reunião. Todos deveriam se cumprimentar fraternalmente, desejando uma excelente semana com a prática da lei da qualidade de vida estudada.

Cadastramento

Não é necessário o cadastramento, pois não é preciso prévio treinamento para a formação de um grupo. A Academia de Inteligência não tem controle sobre os grupos. Eles se formam sem burocracia num processo contínuo. Entretanto, o cadastramento pode ser importante para que o coordenador e os membros dos grupos fiquem sabendo sobre encontros, conferências e mesas-redondas sobre PAIQ que promoveremos.

Assim, os coordenadores que desejarem podem se cadastrar, bem como o seu grupo, no Instituto Academia de Inteligência. O cadastramento é simples. Pode ser feito pelo *site* www.escolainteligencia.com.br ou *e-mail* editora@academiadeinteligencia.com.br ou ainda carta dirigida ao Instituto.

O Instituto Academia de Inteligência sonha com a expansão desse projeto em todas as cidades do país num futuro próximo. Assim, estamos convidando pessoas de todos os lugares que queiram ser coordenadores regionais capazes de estimular a formação de coordenadores e grupos locais (escolas, empresas, grupos religiosos, familiares, entre outros) para fazerem seu cadastro em nosso Instituto e participarem desses futuros treinamentos.

Nota importante: nasce uma nova disciplina.

Além de estimularmos a prática deste programa em grupos, encorajamos as escolas de ensino fundamental, médio e universitário (incluindo pós-graduação) a adotar este livro e incluir o **Programa da Academia de Inteligência de**

Qualidade de Vida (PAIQ) como uma nova disciplina em sua grade curricular.

Gostaríamos de que em cada escola pública e particular houvesse um professor, independente de sua especialidade, que tivesse as características de um coordenador do programa e que estudasse este livro e dividisse cada capítulo em duas aulas:

1ª aula: Exposição da Lei da Qualidade de Vida.

2ª aula: Exposição da Psicologia do Mestre dos mestres da Qualidade de Vida.

O professor deve comentar, reiteradas vezes, que a aula sobre o Mestre dos mestres da qualidade de vida trata-se de uma aula de Psicologia Aplicada e não de uma religião. Ela também não é uma aula específica para cristãos, mas para todo ser humano, de qualquer religião, inclusive para os alunos que se dizem ateus, pois se refere a um estudo científico da personalidade de Jesus: como viveu cada lei da qualidade de vida, como trabalhou-as em seus alunos gerando pensadores. O professor, além de usar sua cultura, encontrará um farto material para complementar suas aulas na Coleção "Análise da Inteligência de Cristo".

Após uma exposição de 30 minutos, o professor deverá abrir um espaço para um debate e para troca de experiências entre os alunos. Recomendamos que o Painel I seja usado como roteiro, bem como as cinco orientações das dinâmicas de grupo já comentadas. O Painel II deverá ser usado como tarefa de casa.

Essa nova disciplina não exclui a possibilidade de os jovens participarem do programa em outros grupos, dentro da escola, no formato já abordado, pois os temas são complexos e inesgotáveis. Assim como a Teoria da Inteligência Multifocal está começando a fazer parte da grade curricular das universidades, cremos que o PAIQ poderá se tornar uma disciplina de fundamental valor diante da crise mundial da educação. Jamais podemos nos esquecer de que quanto pior for a qualidade da educação, mais importante será o papel da psiquiatria e psicologia clínica no terceiro milênio.

Como o leitor percebeu, este livro inclui todos os grandes temas da educação transversal: educação para a paz, para o consumo, para a saúde, para o exercício dos direitos humanos, para a prática da cidadania.

Essa nova disciplina seria dividida em 24 aulas, podendo haver adaptação para ministrá-la em um número menor. É um tempo muito pequeno para ganhos tão grandes! Os alunos teriam acesso a um excelente conhecimento que contribuiria para prevenir depressão, suicídio, farmacodependência, ansiedade, estresse, fobias, timidez, violência.

Além disso, o estudo sistemático desse programa contribuiria para formar jovens solidários, tolerantes, sociáveis, afetivos, criativos, sábios, pensadores, empreendedores, líderes. Pense no salto de qualidade de vida que nossos filhos e alunos teriam.

Cremos que esse programa cumpre o sonho de Moisés, Maomé, Confúcio, Agostinho, Platão, Piaget, Freud, Paulo Freire, Einstein, enfim, dos grandes pensadores: formar seres humanos livres.

Sobre a última reunião do projeto: um recado final aos estimados amigos

Parabéns por ter feito essa longa jornada. Este programa preparou uma estrada para que você possa caminhar pela vida toda, até o último suspiro de vida. Desejamos que as leis da qualidade aqui estudadas constituam seu projeto de vida.

A 12ª lei da qualidade de vida é fazer da vida uma grande festa, uma eterna aventura. Você não estudará essa lei, você a viverá numa festa de confraternização. A vida deve ser celebrada constantemente.

Lembre-se de que este livro pode ser lido como qualquer outro livro ou executado como um programa. Aos que quiserem executá-lo como um programa, devem voltar ao início do livro e começar passo a passo, semana após semana.

Se você for executar individualmente o programa, na 12ª semana, chame aqueles que você ama e faça um jantar agradável para eles. Leia ou discorra sobre a filosofia da Academia de Inteligência contida no capítulo final. Se o programa foi bom para você, encoraje-os a praticá-lo. Será um ato de amor para com eles.

Se você for executar o PAIQ em grupo, que é o nosso objetivo principal, na 12ª semana, faça uma bela festa de confraternização com todos os membros que participaram. Cada membro deve chamar alguns dos seus amigos, filhos, pais, vizinhos, enfim, pessoas queridas, para participar dessa festa. Ela deve ser alegre, livre, solta, podendo conter brincadeiras e decorações.

Liberte a criança alegre e singela que está dentro de você. Afinal de contas, a 12ª lei da qualidade de vida não tem lições de casa nem estudo. Ela demonstra que a vida deve ser uma eterna festa.

Nela, o coordenador, sob um belo fundo musical, deve ler ou discursar sobre o texto completo da filosofia da Academia de Inteligência contida no capítulo 12. Se desejar, o coordenador pode designar alguém do grupo para fazer a leitura ou discurso. A duração desse momento não deve ultrapassar 15 minutos.

Após o discurso, os participantes que estão se formando devem ir à frente. Sob o fundo musical, encorajamos cada um a falar ou ler um texto de duração de, no máximo, dois minutos, destacando alguns dos pontos mais importantes que viveu ao participar desse projeto: o que ganhou, o que aprendeu, o que espera, como vai ser sua vida dali para frente.

Após esses testemunhos, o coordenador deve encorajar os convidados a participar do projeto através da formação de novos grupos, combinando uma data para o seu início. Os membros do grupo devem passar uma folha de inscrição, contendo algumas frases importantes que escolherem deste livro, com uma flor para cada convidado. Eles são convidados com flores porque a vida deve ser um jardim. Após a entrega dos convites, os convidados devem ser aplaudidos e cumprimentados pelos membros do grupo como gesto de boas-vindas.

Após isso, inicia-se a festa de confraternização.

É um momento para sentir, para mergulhar no território da emoção e entender um pouco a grandeza e a leveza da vida. Reitero, esperamos que saiam novos coordenadores e que o coordenador antigo continue sua jornada com novos grupos.

Há muita tristeza, ansiedade, estresse, preocupações, violência, lágrimas, egoísmo, individualismo nas sociedades modernas. Precisamos viver com mais suavidade, prazer, sabedoria e solidariedade. Precisamos ser apaixonados pela vida, ter um caso de amor com a existência. O PAIQ é um caso de amor com a vida. É melhor dar que receber.

Parabéns por você existir. Obrigado por participar deste sonho. Obrigado por se doar pelos outros. Obrigado por fazer a diferença no mundo e contribuir para que a humanidade seja um pouco melhor...

Academia de Inteligência

Bibliografia e Depoimentos

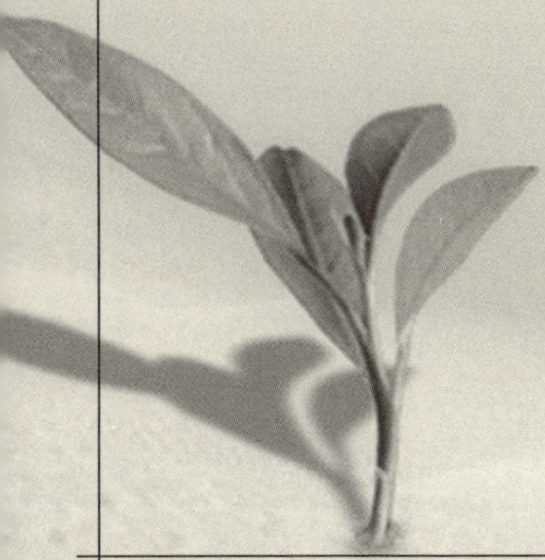

Bibliografia

Adler, Alfred. *A ciência da natureza humana*. São Paulo: Editora Nacional, 1957.

Cury, Augusto J. *O Mestre dos mestres*. São Paulo:Academia de Inteligência, 1999.

Cury, Augusto J. *O Mestre da sensibilidade*. São Paulo: Academia de Inteligência, 2000.

Cury, Augusto J. *O Mestre da vida*. São Paulo: Academia de Inteligência, 2001.

Cury, Augusto J. *O Mestre do amor*. São Paulo: Academia de Inteligência, 2002.

Cury, Augusto J. *O Mestre inesquecível*. São Paulo: Academia de Inteligência, 2003.

Cury, Augusto J. *Inteligência Multifocal*. São Paulo: Editora Cultrix, 1998.

Cury, Augusto J. *Treinando a emoção para ser feliz*. São Paulo: Academia de Inteligência, 2001.

Cury, Augusto J. *Revolucione sua qualidade de vida*. Rio de Janeiro: Sextante, 2002.

Cury, Augusto J. *Pais brilhantes – professores fascinantes*. Rio de Janeiro: Sextante, 2003.

Descartes, René. *Discurso do método*. Brasília: Editora da Universidade de Brasília, 1981.

Durant, Will. *História da filosofia*. Rio de Janeiro: Record, 1996.

Frankl, V. E. *A questão do sentido em psicoterapia*. Campinas: Papirus, 1990.

Freud, Sigmund. *Obras psicológicas completas de Sigmund Freud*. Rio de Janeiro: Imago, 1969.

Fromm, Erich. *Análise do homem*. Rio de Janeiro:Zahar, 1960.

Gardner, Howard. *Inteligências múltiplas*. Porto Alegre: Artes Médicas, 1995.

Goleman, Daniel. *Inteligência Emocional*. Rio de Janeiro: Objetiva, 1996.

Jung, Carl G. *O desenvolvimento da personalidade*. Petrópolis: Vozes, 1961.

Platão. "República. Livro VII", in *Obras completas*, edição bilíngue. Paris: Les Belles Lettres, 1985.

Rogers, Carl. *Sobre o poder pessoal*. São Paulo: Martins Fontes, 1986.

Skinner, B. F. *O comportamento verbal*. São Paulo:Cultrix; Edusp, 1978.

Depoimentos

Os depoimentos nos têm chegado de pessoas que estão vivenciando o PAIQ. Suas opiniões são surpreendentes e muito enriquecedoras. Relatam que a formação desse grupo é a realização de um dos mais belos sonhos de suas vidas. É realmente uma proposta revolucionária!!

Leia alguns deles e envie-nos o seu depoimento também!

"Quando comecei a fazer o PAIQ estava numa fase ruim da minha vida. Graças às reuniões, hoje, estou forte, segura e confiante. Ele me transformou e fortaleceu."
(Marli Cabelo, gerente da Vítor Hugo — São José do Rio Preto/SP)

"O PAIQ foi um marco na minha vida, pois me ensinou que não devo e não preciso viver em função de agradar os outros; me libertou."
(Solange Ferrari Belentani, Associação Comercial e Industrial)

"O PAIQ nos obrigou a parar e olhar para dentro de nossas vidas; ver como ela estava e reorganizá-la. Treinamos nossos colaboradores, mas não treinamos nossa emoção..."
(Vera Regina F. Júlio, empresária do ramo de Turismo)

"Depois que comecei a participar das reuniões do PAIQ, todos que convivem comigo disseram que eu me transformei. Eu era brava e exigente; tornei-me mais calma e paciente."
(Márcia Pagani, Grupo Lessô)

"O PAIQ está sendo o veículo com o qual nossa amizade e companheirismo, com certeza, vêm crescendo e se tornando cada vez mais sinceros. Nos sentimos uma grande família."

(Grupo de casais que estão vivenciando o PAIQ — São Paulo/ SP)

"... formei o grupo dos meus sonhos, isto é, um grupo formado por minhas queridas noras, filhos e seus amigos. O mais importante é que eles perceberam a importância de uma comunicação mais profunda. O Dr. Cury, por meio do PAIQ, foi o estimulador da realização de um dos mais belos sonhos da minha vida..."

(Kuniko Ishigami Vaz - Agente de viagem)

"Participar do PAIQ me fez repensar os meus comportamentos. Dediquei este tempo para mim, foi como uma terapia de grupo, gerando uma maior integração."

(Marina Augusto — São José do Rio Preto/SP)

"Como coordenadora de vários grupos em andamento vi pessoas reconquistando a autoconfiança, esperança de viver, perdoando-se e perdoando o próximo, resgatando o diálogo familiar, enfrentando seus medos por meio do D.C.D. e descobrindo a maravilhosa experiência de decidir aquilo em que vão acreditar ao invés de realimentar, continuamente, seu cárcere interior. É uma proposta libertadora."

(Dra. Sumaia Cabrera Farhate Bolini — Psicóloga da coordenação do PAIQ, psicoterapeuta multifocal e professora de Pós-Graduação)

ESCOLA DA INTELIGÊNCIA

Você deixaria seus filhos sem receber vacinas contra a pólio, a tuberculose, o sarampo, etc.? Todo pai responsável jamais deixaria. Mas o que você está fazendo para prevenir transtornos emocionais neles? E se houvesse um programa para a prevenção e o gerenciamento de ansiedade, fobias, insegurança, timidez, indisciplina, pessimismo, para as crianças e adolescentes? Você se preocuparia em conhecer e aplicar tal programa? Você tem ideia das graves consequências e dos custos altíssimos de um tratamento psiquiátrico e psicológico?

Agora existe um programa, chamado de Escola da Inteligência (EI) que se preocupa não apenas com a prevenção de transtornos psíquicos, mas estimula as funções mais importantes da inteligência socioemocional do seu filho, como pensar antes de reagir, colocar-se no lugar dos outros, proteger a emoção, trabalhar perdas e frustrações, a resiliência, o altruísmo, a disciplina, a liderança, o raciocínio e as ferramentas de ouro das relações saudáveis. Não é um programa infalível, mas ficamos comovidos com os surpreendentes resultados. Frequentemente melhora a interiorização, a agitação emocional, a concentração, o raciocínio global, o rendimento intelectual. O Dr. Augusto Cury, idealizador do programa, o desenvolveu junto com sua equipe de pedagogos e psicólogos. Centenas de escolas o estão adotando. O Dr. Cury renunciou aos direitos autorais para que tenha um custo mais acessível a todos os alunos. Muitos países estão interessados em aplicá-lo.

Reúna-se com o diretor e coordenador da escola do seu filho e peça para que ele conheça o mais rápido possível o programa EI. Ele se insere na grade curricular, uma aula por semana, e é muito fácil de ser aplicado. Não basta que as crianças e adolescentes aprendam milhões de dados sobre o mundo físico, a matemática, a química e outras matérias. Nem basta que eles tenham noção geral dos valores, como honestidade e ética. O Eu deles precisa aprender a ser autor da sua história. Para ter a mente livre e a emoção saudável no presente e conquistar o sucesso profissional no futuro é fundamental desenvolver as habilidades socioemocionais.

Por favor, entre em contato conosco:

contato@escoladainteligencia.com.br
www.escoladainteligencia.com.br
Fone: (16) 3602-9420

NOTA RELEVANTE

O Instituto Augusto Cury, que promove cursos para crianças, adolescentes e adultos sobre qualidade de vida, prevenção de ansiedade, as habilidades socioemocionais para a excelência profissional, as regras de ouro para a formação das relações saudáveis, bem como matemática inteligente e outros, tem o prazer de anunciar que está aberta a temporada de franqueados. Se você sonha em ter uma carreira de sucesso e quer contribuir com uma sociedade mais saudável e inteligente, informe-se e candidate-se.

www.institutoaugustocury.com.br
contato@institutoaugustocury.com.br

Conheça algumas das unidades do Instituto Augusto Cury:

Recife (PE)
Rua Dhalia, nº 211
Bairro: Boa Viagem – CEP: 51.020-290

São Paulo (SP)
Shopping West Plaza – Francisco Matarazzo, s/nº – Bloco C / Piso 5
Bairro: Água Branca – CEP: 05.003-100

Natal (RN)
Rua Souza Pinto, nº 1.138
Bairro: Tirol – CEP: 59.022-260

Ribeirão Preto (SP)
Rua Itacolomi, nº 750
Bairro: Alto da Boa Vista – CEP: 14.025-250

Este livro foi composto em Minion Pro e impresso pela RR Donnelley
para a Editora Planeta do Brasil em maio de 2017.